CONTENIDO

Parte II: Tratamientos no comprobados científicamente

Consejos de Cabecera

Prevenir y tratar: alimentos y vitaminas contra el cáncer

Cúrcuma, Guanábana, Ajo, Probióticos, Vitamina D, Moringa, Cannabis…

Fernando Cabanillas, MD

Publicaciones editores Puertorriqueñas

Créditos editoriales

ISBN 978-1-62537-269-7

Producido en Puerto Rico

Editor: servicio@ppeditores.com
Andrés Palomares

Directora de Arte y Diseño: evagotay@ppeditores.com
Eva Gotay Pastrana

Diseño de portada: Nick Quijano

Impreso en:
Publicaciones Puertorriqueñas, Inc.
Calle Mayagüez 46
Hato Rey, Puerto Rico 00919
Tel. (787) 759-9673 Fax (787) 250-6498
www.ppeditores.com
servicio@ppeditores.com

Parte III: Tratamientos peligrosos o fraudulentos

Parte IV: Mitos y leyendas

Parte V: Otros temas de interés

AGRADECIMIENTOS

Debo agradecer no solo a El Nuevo Dia, por el interés en publicar mis columnas, sino también a Mayra Montero por el prólogo y por su ayuda en editarlas, a Leonor Mulero y Gerardo Cordero por sus críticas y gestiones para montarlas, a Nick Quijano y Sonia Cabanillas por la magistral ilustración de la portada, al Hospital Auxilio Mutuo, en especial al Sr. Enrique Fierres, por su apoyo incondicional y a mi esposa Myrta… no solo por ser mi primera lectora, crítica y editora sino por aguantar mis "neuras" cuando escribo.

DEDICATORIA

Para mis hijas Marian y Maru, los mejores ejemplos de solidaridad con su tierra natal y de entrega total después del huracán María, y para Raúl mi único nieto y nuestro gran orgullo.

Prólogo por Mayra Montero

- **Santo Tomás y el valor de los sensatos**

Que coincidan la buena letra, el sentido de la curiosidad, la sabiduría y la vocación científica, no es fácil. Por buena letra me refiero al arte de contar, de enganchar al lector ya desde la primera línea, y atraparlo en esa suculenta red de consejos médicos y fundadas esperanzas de vida.

El doctor Fernando Cabanillas es un escéptico redomado. Tal vez, el mayor valor que tiene un libro como éste, radica en esa particularidad de su carácter: no es fácilmente engatusable, ni propenso a dejarse persuadir, si no hay datos concretos, validados por contundentes estudios clínicos y de laboratorio. Tampoco cree en los remedios milagrosos, en los prodigios que se difunden en las redes sociales, o en el boca a boca respecto a las virtudes de una fruta, un tubérculo, una bebida que deba ingerirse para prevenir o curar la enfermedad. A él, sencillamente, hay que probárselo.

"Bienaventurados los que no vieron y creyeron", le dijo Jesús al más porfiado y receloso de su grupo de apóstoles. Santo Tomás no era oncólogo, pero bien pudo haber sido alguien que, como el doctor Fernando Cabanillas, se quema las pestañas buceando en la inmensidad del ciberespacio, devorando los estudios más recientes, hurgando hasta que encuentra la confirmación, o, como ha sucedido tantas veces, la mínima falla que lo obliga a ser cauteloso y mantener el entusiasmo a raya. En ocasiones, sin ningún tipo de condescendencia, dinamita alguna de las falacias que se ponen de moda.

Rehuir de la especulación, educar en el sentido más ameno de la palabra, es el propósito evidente de estos escritos por los que corre una vena humorística que, de vez en cuando, llega a ser vitriólica. La medicina también es ingenio: el guiño inteligente que nos provoca risa. Una puya por aquí, un consejito irreverente por allá, un chiste que de pronto alivia la tensión extrema de la enfermedad, la fatiga visceral del miedo: el autor sabe ponerse en la piel del paciente, una destreza de la que no todos pueden presumir.

Paradójicamente, y a pesar del tono refrescante de sus escritos, Cabanillas aborda con rigor —más bien combate a filo de cuchillo—, lo que se considera uno de los grandes desafíos de la medicina de todos los tiempos: la estafa. Al igual que en la Edad Media abundaban "cirujanos" y farsantes que intentaban curarlo todo con brebajes, hoy, en plena era tecnológica, aparecen los artilugios que prometen devolver la salud, pero a base de sutiles exhalaciones de color, pulsaciones parlantes y humos electromagnéticos, amén de otras terapias que suenan disparatadas, y de hecho lo son. La charlatanería tiene un gran poder de adaptación, aprovechándose tantas veces de los vulnerables, y el doctor Cabanillas, con la autoridad que le confiere su gran prestigio como investigador y oncólogo de amplia trayectoria internacional, a menudo tiene que salirle al paso a la mentira.

Ya lo verá cuando se adentre en este libro, que reivindica el recelo, la suspicacia de la buena, de la que salva vidas. De la que no busca una moneda a cambio. Solo prevenir, o aliviar.

Y, cuando menos, ponerle un gramo de sensatez a esta insensata vida.

Parte I: Tratamientos y modalidades aceptables y recomendados

Columna #1

¿Qué podemos comer y qué debemos evitar para prevenir el cáncer?

Publicada en 6/3/16

Si sondeáramos a los oncólogos en Puerto Rico inquiriéndoles acerca de las preguntas que más comúnmente los pacientes les plantean, sin duda entre las primeras estarían: ¿Doctor, qué puedo comer para mejorar las probabilidades de curarme de mi cáncer? Y también: ¿Doctor, qué puedo comer para que me suban las plaquetas y los glóbulos blancos? Son preguntas razonables y comprensibles, no sorprendentes, si consideramos la frecuencia con que los medios de prensa nos bombardean exponiendo las virtudes de las dietas vegetarianas y de los productos naturales. ¿Cuánto de lo que leemos es correcto, cuánto está basado en ciencia, y cuánto en inspiración folclórica?

¿Qué es cáncer?

El cáncer no es una sola enfermedad. Es un conjunto de cientos de diferentes tumores que tienen como denominador común el daño al material genético (ADN) de las células. Este daño a los genes causa que la maquinaria normal de la célula se estropee, y esto trae como consecuencia que su comportamiento normal se pierda. En vez de esa célula averiada crecer y proliferar normalmente, tiende a proliferar de una forma diferente a las células normales del órgano donde se origina. Además de crecer más rápido, esa célula y su progenie también pueden desarrollar la capacidad de producir metástasis. Esta capacidad metastásica es lo más importante y es lo que caracteriza al cáncer. Y ¿qué es metástasis? La metástasis es la propagación de un cáncer a un órgano distinto de aquel donde se originó. Un cáncer de pulmón que se riega al hígado es un buen ejemplo de metástasis. Esto es lo que realmente amenaza la vida. Si el tumor no tuviera la capacidad de metástasis, no sería un problema porque con simplemente operar o extirpar el tumor se curarían todos los pacientes.

Naturalmente la próxima pregunta que nos surge es: ¿cómo podemos evitar este daño al ADN y por ende evitar el cáncer? Y de ahí surgen investigaciones científicas serias para descifrar este misterio que cada día es más comprensible. De ahí también surgen las diferentes teorías acerca de la dieta achacándole efectos cancerígenos a muchos alimentos y un efecto protector a otros, pero muchas de estas conclusiones no tienen base científica. Debemos destacar, de entrada, que la mayor parte de los alimentos que consumimos tienen una relación muy tenue con el cáncer. Sin duda hay cancerígenos en el ambiente, tales como el humo del cigarrillo, que se vinculan al cáncer de pulmón, riñón y vejiga, pero en relación a los alimentos, se han escrito volúmenes indicando que ciertos nutrimentos protegen del cáncer y el mismo número de volúmenes alegando que esos mismos alimentos nos dan cáncer. Estas contradicciones se deben a que muchos de los estudios no están basados en datos científicos, mientras que otros están basados en estudios de pobre calidad. El resto están basados en pura inspiración espiritual. Y todavía nos sorprendemos del desconcierto y enredo que existe entre los no científicos y aun entre los científicos. Tan es así que un estudio reciente concluyó que 80% de los alimentos que consumimos han sido imputados de causar cáncer por lo menos en un estudio. Por varias décadas, en vez de ciencia, lo que se nos ha vendido es humo.

El peso corporal sin duda se ha asociado con la incidencia de cáncer. En cuanto a esto no hay controversia. A mayor peso, mayor riesgo de adquirir algunos tipos de cáncer como por ejemplo seno, colon, páncreas, útero (matriz) y próstata. Por tanto, aún más importante que el tipo de alimento ingerido es el mantener el peso dentro de los límites del Índice Normal de Masa Corporal que es entre 18.5-25. Existen varias calculadoras disponibles en el internet que nos permiten calcular este índice. En el enlace siguiente pueden entrar y les calcula inmediatamente su índice de masa corporal: https://www.cdc.gov/healthyweight/assessing/bmi/adult_bmi/english_bmi_calculator/bmi_calculator.html

Ciertamente, es muy beneficioso evitar alimentos y bebidas que promueven el aumento de peso, tales como papas fritas, bebidas azucaradas y la comida chatarra.

La actividad física, ya sea con caminatas de 30 minutos diarios o, todavía más conveniente, con solo 10 minutos diarios en una bicicleta estacionaria, pueden ser suficiente ejercicio. Un estudio reciente indica que pedalear diez minutos en una bicicleta estacionaria, empezando a una velocidad tolerable, e intercalando periodos de pedaleo máximo de veinte segundos cada tres minutos, es tan efectivo como 45 minutos de pedaleo máximo. El ejercicio, no solo reduce el riesgo de adquirir cáncer, sino que también se ha asociado científicamente con una prolongación de la vida en pacientes con algunos tipos de cáncer como por ejemplo el cáncer de mama.

- **Recomendaciones sobre el consumo de carnes rojas:**

Es mucho lo que se ha escrito acerca de las carnes rojas y su relación con el cáncer del colon y el recto. Es con el cáncer de colon y recto que se ha establecido una asociación, no con otros tipos de cáncer. Sin embargo, estudios científicos rigurosos han establecido que la relación entre las carnes rojas y este tumor es muy débil o inexistente. No obstante, la situación es muy diferente con las carnes rojas procesadas cuyo riesgo está bien establecido con relación al cáncer de colon. La carne procesada es definida como cualquier tipo de carne que ha sido tratada con sal, curada, fermentada, ahumada o transformada con otros procesos para mejorar el sabor y preservar el alimento. Esto incluye tocineta, salchichas, y embutidos. A pesar de que esta asociación está establecida científicamente, no quiere decir que si comemos carne roja procesada nos va a dar cáncer de colon. Solo significa que el riesgo aumenta un poco por encima de lo usual. Por ejemplo, en Puerto Rico la incidencia anual de cáncer de colon es aproximadamente 4 casos por cada 10,000 habitantes. El comer una ración diaria de carnes procesadas cambiaría esto a un riesgo aproximadamente 1.15 veces mayor o, en otras palabras, subiría de 4 por cada 10,000 habitantes a 4.6. Para poner esto en perspectiva, comparemos ahora estos datos con los del riesgo de fumar: La incidencia de cáncer de pulmón en no fumadores equivale a un caso por cada 10,000 habitantes mientras que en fumadores que consumen una cajetilla diaria la incidencia sube de forma impresionante a 53 casos por cada 10,000 habitantes. Lo que significa esto es que el riesgo de contraer cáncer de pulmón en estos fumadores es 53 veces más alto que en no fumadores. Si comparamos esto con el riesgo de solo 1.15 veces mayor de adquirir cáncer de colon en consumidores de carne roja procesada, vemos una diferencia muy notable. En resumen, el riesgo de la carne procesada es tenue comparado con el peligro tremendo del cigarrillo, aun sin considerar todas las demás condiciones aparte del cáncer de pulmón que este puede causar. Es por eso que no puedo aguantar mi sonrisa cuando un fumador me pregunta acerca del peligro de comer carne procesada.

No estoy diciendo que la carne procesada es segura, pero no es necesario entrar en pánico ni dejar totalmente de comerlas porque ni esto garantiza que no te de cáncer de colon, ni el comerlas de vez en cuando tampoco aumenta el riesgo de forma alarmante.

- **¿Cómo es posible que me diera cáncer cuando soy vegetariano y me cuido tanto?**

Muchos pacientes no comprenden cómo es posible que enfermen de cáncer cuando han sido tan cuidadosos con su dieta. La contestación es que el proceso de contraer cáncer en muchos casos es equivalente a una lotería. Aunque comas una dieta vegetariana estricta, todavía te puede dar cáncer porque las células normales del cuerpo pueden adquirir mutaciones en su ADN que nada tienen que ver con la dieta ni con el medio ambiente. El comer una dieta vegetariana solo te disminuye el riesgo de cáncer mínimamente, y el comer carnes procesadas te lo aumenta muy poco. Algunos de mis pacientes ya diagnosticados con cáncer piensan que cambiar su dieta les va a ayudar a combatir el cáncer. Si en personas saludables la contribución de la dieta a evitar el cáncer es mínima, en pacientes que ya tienen cáncer es todavía menos importante. Indiscutiblemente, un cambio en la dieta en una persona que ya tiene cáncer ni va a sanar el ADN averiado ni va a revertir el cáncer. Eso no va a ocurrir y el cáncer no va a desaparecer con solo cambiar la dieta.

Pero además de las mutaciones espontáneas que ocurren en el ADN y que no se relacionan con la dieta, existen otras fuentes de cancerígenos en el medio ambiente que debemos considerar y cuyo riesgo es todavía mayor y mucho más importante que el de carne procesada. Algunos de estos son los pesticidas y herbicidas. Por ejemplo, en los campos de golf, con el fin de mantenerlos lo más verde posible, se asperja una cantidad grande de herbicidas y pesticidas. Es de conocimiento que los empleados de estos campos de golf aplican unas 1,500 libras de pesticidas al año. Personas expuestas a estos pesticidas tienen una incidencia más alta de linfomas malignos, cáncer del cerebro, pulmón y próstata comparado con la población general. Igualmente, los agricultores en EE.UU. cuando no utilizan protección al momento de regar los campos con pesticidas también tienen una incidencia más alta de linfomas.

- **Las vitaminas y otros suplementos**

La noción de que las vitaminas disminuyen el riesgo de cáncer por su efecto antioxidante y que ayudan a curar al paciente con cáncer es otro concepto erróneo. La industria de las vitaminas es enorme y se calcula que en EE.UU. alcanza un total de $37,000 millones anualmente, equivalente a la mitad de deuda de Puerto Rico. El mercadeo de estas sustancias es gigantesco, pero no hay prueba científica en este momento de que ninguna de las preparaciones vitamínicas en el mercado ayude para nada a evitar el cáncer.* Por el contrario, hay estudios que demuestran que cuando la Vitamina A se administra en dosis altas a pacientes fumadores en vez de proteger, puede acelerar el desarrollo del cáncer de pulmón. Lo mismo se demostró con las dosis altas de Vitamina E en la prevención de cáncer de próstata: aumentó el riesgo de desarrollar cáncer de próstata. Esto no significa que debemos evitar totalmente el uso de vitaminas, pero usualmente una sola tableta de multivitaminas diariamente es todo lo que necesitamos. No existe en el mercado una multivitamina que sea superior a otra. Si se usan en las dosis recomendadas las multivitaminas no son peligrosas. Otro concepto erróneo es que la Vitamina C en dosis altas puede ser efectiva para tratar el cáncer. En este momento no hay datos científicos que hayan comprobado su eficacia en humanos. Esto no significa que en un futuro no se pueda demostrar que en un determinado tipo de cáncer este tratamiento funcione, pero en la actualidad no existe prueba científica.

Otros productos llamados suplementos naturales incluyen sustancias botánicas, ninguna de los cuales se ha probado que trabajen para evitar o tratar el cáncer ni para manejar ninguna de las complicaciones de la quimioterapia. Tampoco sirven las vitaminas o los productos naturales para subir ni las plaquetas ni los glóbulos blancos. La noción de que "si es natural no es nocivo" es incorrecta. Muchas de estas sustancias naturales pueden interferir con la quimioterapia o con otras drogas que el paciente toma.

De la misma forma, el cannabis o la marihuana medicinal no se ha probado que sea efectiva como un producto antitumoral, aunque sí ha sido efectiva en contrarrestar algunos de los efectos nocivos de la quimioterapia.

A los pacientes que ya tienen cáncer les interesa saber que comidas pueden comer y cuales deben evitar. La contestación a esta pregunta es sencilla: pueden comer prácticamente todo y pueden inclusive consumir alcohol con moderación. Lo único que es conveniente evitar durante la quimioterapia es la lechuga, porque crece en contacto con la tierra y no se puede hervir o cocinar para desinfectarla. Todos los demás vegetales que no crecen en contacto con la tierra o que tienen cáscara que se puede pelar o que se pueden cocinar, no representan problemas. No existe ninguna comida especial que se deba comer y no existe ninguna, aparte de la lechuga, que se deba evitar. El paciente en tratamiento con quimioterapia debe usar el sentido común. Si encuentra que algún alimento le altera su sistema de alguna forma, debe evitarlo.

- **El factor hereditario**

No hemos tocado el tema importante de la genética. La mayoría de los daños al ADN que desembocan en un cáncer ocurren ya sea debido a cancerígenos o al azar, como en una lotería. Pero existen casos en que el daño al ADN ya está presente en el momento que uno nace. Esto ocurre porque se puede heredar de uno de los padres un gen cuyo ADN está ya defectuoso al nacimiento. Todos nosotros heredamos unos 24,000 pares de genes de nuestros padres. En otras palabras, tenemos un par de cada uno de estos 24,000 genes para un total de 48,000 genes, la mitad de ellos provenientes de la madre y la otra mitad del padre. Aunque heredemos un gen cuyo ADN está averiado, no necesariamente nacemos con cáncer, porque existe el otro gen de ese par que funciona como una ¨goma de repuesto¨ y puede sustituir la función de su compañero. Pero con el pasar del tiempo, si el ¨gen de repuesto¨ se avería, ya sea por un cancerígeno o simplemente por azar, entonces ya ese par de genes que suprime el cáncer no puede funcionar. Como la función de ese par de genes es protegernos del cáncer, careceremos de esa protección. Se calcula que alrededor de 5-10% de los casos de cáncer tienen un componente hereditario y no importa la dieta o las precauciones que tomemos, el riesgo de cáncer en esos casos es muy grande. No obstante, dependiendo del caso y del tipo de gen defectuoso, hay medidas que se pueden tomar para disminuir el riesgo en la mayoría de los casos hereditarios. Por eso es importante identificar estos casos.

- **¿Hay algo que podamos hacer para evitar el cáncer?**

A pesar de que el panorama que he pintado hasta ahora no parece ser muy halagador para la prevención, es importante recalcar que sí es posible reducir el riesgo sustancialmente evitando ciertos comportamientos que promueven el cáncer. Por ejemplo, evitar el humo del cigarrillo, mantener el peso normal, ejercitarnos, evitar ciertos cancerígenos como las carnes rojas procesadas, el sol, los pesticidas, herbicidas y el asbesto, así como ser moderado en la ingesta de alcohol y aumentar el consumo de frutas, vegetales y fibra, puede reducir el riesgo de cáncer por un 25%. Si juegas golf, debes tener mucho cuidado en no tocar la bola con las manos descubiertas y debes lavarte las manos al terminar. Si además de esto tomamos ciertas medidas preventivas como el "Pap smear", vacunar a nuestros niños contra el virus HPV y hacernos una colonoscopia periódicamente a partir de los 50 años, podemos reducir el riesgo de cáncer por lo menos en un 15% adicional. Si modificamos nuestro estilo de vida como señalado arriba y adoptamos estas medidas preventivas, el riesgo se puede reducir hasta en 40%.

Es importante señalar que el cáncer de colon es el segundo más común en Puerto Rico, pero muchas personas desconocen que hoy día se puede evitar casi por completo. Este cáncer tiene una fase pre maligna que consiste de pólipos benignos detectables por colonoscopia, los cuales son fácilmente extirpables en el mismo momento del procedimiento. Por eso el cáncer de colon es uno de los tumores más fáciles de prevenir. Toda persona debe hacerse la primera colonoscopia periódicamente a partir de los 50 años.

Aquellos con cáncer hereditario deben estar conscientes de que en muchos casos se puede reducir el riesgo echando mano a medidas preventivas. Por ejemplo, utilizando el historial familiar conjuntamente con otros factores, se puede calcular el riesgo de una mujer desarrollar cáncer de seno aplicando el modelo Gail disponible en internet. Para personas con un riesgo alto, se puede utilizar la prevención administrando un medicamento como el Raloxifen.

En fin, la prevención del cáncer es definitivamente una realidad, pero el panorama no es tan sencillo como decir si "comes saludable no te va a dar cáncer". La dieta es solo una pieza de un cuadro complejo de la prevención. El tema es bastante más complicado y si piensas que estás en alto riesgo, debes ponerte en manos de un profesional experto, con interés especial en el tema de la prevención.

***Nota al calce:** En esta columna menciono que ninguna de las preparaciones vitamínicas en el mercado ayuda a evitar el cáncer. Más de un año después de publicada la columna, se descubrió que la Vitamina D puede disminuir el riesgo de desarrollar varios tipos de cáncer. Recomiendo que lean la próxima columna: Vitamina D para el cáncer, una esperanza real. Debo también mencionar que la fórmula citada en la columna para calcular el índice de masa corporal ha sido criticada recientemente debido a que artificialmente representa a las personas de baja estatura como más delgados de lo que realmente son y a los de estatura alta los establece como más obesos. Se han propuesto otra fórmula para sustituirla pero el estándar sigue siendo la misma fórmula que cito en la columna. La circunferencia abdominal es otra medida muy importante. La circunferencia aceptable en hombres es de menos de 40 pulgadas y en mujeres es menos de 35 pulgadas. Cualquier medida por encima se asocia con un riesgo elevado de diabetes tipo 2 al igual que con enfermedad cardiovascular independientemente del índice de masa corporal.

Columna #2

Vitamina D para el cáncer: una esperanza real

Publicada en 6 Agosto 2017

Beriberi, raquitismo, escorbuto, pelagra. ¿Qué tienen en común estos nombres tan curiosos? Todos son trastornos causados por deficiencia de alguna vitamina. Sin duda el descubrimiento de las vitaminas ha sido uno de los capítulos más trascendentes de la medicina y tan exitoso fue el descubrimiento de estas sustancias que prácticamente estas enfermedades no se observan ya salvo en escasos países tercermundistas.

La primera vitamina que se descubrió fue la B-1, divisada en 1910 y la última fue la B-12 en 1948. Muchas de ellas, como la vitamina C y la A, ocurren en forma natural en algunos alimentos como los cítricos y las zanahorias, respectivamente. A pesar de su procedencia de alimentos naturales, sin excepción todas estas vitaminas fueron descubiertas por científicos tradicionales ortodoxos, no por naturópatas. Todas han sido sintetizadas y hoy día se les añaden a muchos alimentos, de forma que con una dieta bien balanceada usualmente no es necesario consumir suplementos de vitaminas, con una excepción. Veamos.

Dos de cada tres ciudadanos estadounidenses consumen algún suplemento de vitaminas. ¿Cuál es la razón para que tantos consumidores sean fieles a estos suplementos? En gran parte se debe al exitoso marketing directamente a los consumidores por parte de sus fabricantes. Pero ¿alguna vez les han dicho que las deben consumir para evitar el beriberi o el escorbuto? Claro que no. La mayor parte de los consumidores lo que piensan es que les da más vigor y les protege del cáncer. En especial las llamadas vitaminas antioxidantes como la A, la C y la E han sido falazmente acreditadas con propiedades anti cancerosas.

Yo he manifestado públicamente que ninguna vitamina tiene propiedades anti cancerosas y también he declarado que cuando una sustancia de las que llamamos "medicina alternativa" se pruebe científicamente que funciona, yo seré el primero en abrazarla. Pues, me ha llegado el momento de notificarles de dos estudios recién publicados, y bastante rigurosos, acerca de una vitamina que sí parece tener propiedades antitumorales.

Hace muchos años se reportó que las personas con mayor exposición al sol tenían una menor incidencia del cáncer conocido como linfoma. Ya que nuestro cuerpo es capaz de producir vitamina D luego de exponernos al sol, se postuló como explicación, que este elemento es capaz de protegernos del linfoma. Este tipo de estudio simplemente describió una asociación, pero no probó una relación causal.

Pero en 1995 se comenzó un estudio riguroso prospectivo en 36,282 mujeres conocido como el **Women's Health Initiative CaD (WHI CaD)** para determinar si la incidencia de cáncer de colon y de mama disminuía en aquellas personas que tomaban suplementos de 200 unidades de vitamina D y 500 mg de calcio ambas dos veces al día. A la mitad de las mujeres se les trató con estos suplementos y a la otra mitad con un placebo inerte. El estudio fue negativo porque no logró identificar una disminución en la incidencia ni del cáncer de colon ni de seno en las que recibieron vitamina D/calcio.

De todos modos, con el pasar del tiempo surgió una interrogante adicional: ya que existían datos anteriores que sugerían una correlación entre la exposición al sol con una menor incidencia de linfoma, ¿por qué no aprovechar la oportunidad de estudiar esta correlación en esas mismas 36,282 mujeres? Los datos estaban ya ahí. Solo faltaba analizarlos.

Y esto fue lo que hizo el Dr. Ammann de la Universidad de Iowa. Los resultados revelaron que el riesgo de adquirir linfoma era menor en los casos asignados al grupo de vitamina D/Calcio en quienes el peligro de linfoma era 23% menor comparado con el grupo control (el grupo que le tocó el placebo).

Todavía más interesante es que las personas que más se beneficiaron fueron aquellas más propensas a tener deficiencia de vitamina D. Se sabe que las mujeres negras usualmente son muy deficientes en vitamina D y al ser asignadas al suplemento, disminuyó por 61% su riesgo de linfoma. Además, las mujeres cuya dieta era deficiente en vitamina D y que fueron asignadas al suplemento, también tuvieron un mayor beneficio comparadas con las que tenían una dieta rica en ese elemento.

Por otro lado, en 2015 la Dra. Ng, de Harvard, reportó que, en 1,043 pacientes con cáncer de colon avanzado, aquellos cuyos niveles de vitamina D en sangre eran más altos vivían más tiempo. Lo que hasta ahora no se había investigado era el tratamiento con vitamina D en dosis altas, pero en un estudio reciente, llamado Sunshine ella investigó 139 casos con cáncer de colon metastásico.

La mitad de los sujetos recibieron quimioterapia combinada con dosis altas de vitamina D (4,000 unidades diarias) o dosis bajas (400 unidades). Aquellos asignados a las dosis altas tuvieron 34% menos recaídas. El estudio WHI CaD ha sido criticado por usar dosis bajas de vitamina D y ahora con estos datos nuevos, parece muy correcto este señalamiento.

La deficiencia severa de vitamina D produce una enfermedad conocida como raquitismo. Pocos alimentos contienen suficiente vitamina D natural para protegernos y por esa razón se fortifican artificialmente los productos lácteos, el jugo de naranja (china), la leche de soja y los cereales. Pero el sol y no la comida, es de donde proviene la mayoría de nuestra vitamina D. Así que incluso una dieta saludable, bien equilibrada, que proporcione todas las otras vitaminas que usted necesita, es improbable que aporte suficiente vitamina D para proveer efectos antitumorales.

Me preocupa que, a pesar de la abundancia de sol, la deficiencia de Vitamina D es muy común en nuestra isla. El Dr. Suárez Martínez estudió a 4,090 residentes de Puerto Rico y sorprendentemente encontró que 68% estaban deficientes en vitamina D. Hay datos que sugieren que esta deficiencia se debe en gran parte a la poca exposición de los puertorriqueños al sol y probablemente también a nuestra tez oscura.

¿Debemos entonces exponernos más al sol? Con mucho cuidado porque el exceso puede causar cáncer de la piel especialmente en personas de tez muy clara. ¿Mejor tomamos suplementos de vitamina D y calcio por boca? Sí, pero no está claro cuál es la mejor dosis, aunque el estudio de

Dra. Ng sugiere que 4,000 unidades diarias funcionan en cáncer de colon avanzado.

Debemos comenzar por determinar nuestro nivel de vitamina D en sangre. Aunque debatible, un nivel entre 40 y 60 ng/mL parece óptimo.* Pero cuidado si usted padece de piedras de calcio en el riñón o de hipercalcemia. En esos casos debe consultar con su médico antes de comenzar estos suplementos.

¿Empezarán los médicos naturópatas a administrar vitamina D por vena? Probablemente, pero más allá de eso, pocos médicos recetarán vitamina D/calcio por boca para tomar ventaja de su efecto antitumoral. ¿Por qué? La vitamina D es muy barata y por tanto no hay grandes casas farmacéuticas interesadas en mercadearlas a los médicos y lamentablemente muchos médicos dependen de este mercadeo para tener presente un producto. En gran parte vamos a depender del consumidor educado que comparta esta información con sus médicos y con sus amistades en las redes sociales.

Finalmente, es importante señalar que la vitamina D no es del grupo de los antioxidantes y quizás esa característica es crucial ya que algunos antioxidantes se han asociado con un riesgo mayor de cáncer. De ahora en adelante debemos conceptualizarla de forma diferente: como una droga más para atacar el cáncer.

Y recuerden que la vitamina D no es una panacea anticancerosa, pero tampoco es todo pan, aquí sí hay carne. A diferencia con mi columna anterior de la vitamina C, "Here's the beef".

***Nota al calce:** Un año más tarde surgieron datos que indican con más certeza cual es el nivel de vitamina D deseable en sangre. Recomiendo que lean la siguiente columna #3, para más información acerca de este asunto importante. También, para poder entender la última oración de la columna #2 , lean la columna #19 publicada el 7/23/17 titulada La vitamina C: "Where's the beef"?

Columna #3

Blindados contra el cáncer por la vitamina D

Publicada 5 agosto 2018

Poco faltó para que alucinara cuando leí lo que les voy a narrar... y lo más sorprendente es que pocas personas, incluyendo médicos, conocen estos datos. Yo también los desconocía hasta hace muy poco.

La mayor parte de la gente no sabe que la vitamina D tiene propiedades anticancerígenas. Pero a la luz de nuevos hallazgos, la dosis necesaria para proveer protección contra el cáncer es muy diferente a la recomendada.

A mediados del año pasado publiqué una columna donde resumí la situación con la vitamina D y el cáncer. La conclusión fue que tanto en hombres como en mujeres, reduce el riesgo de desarrollar linfoma y mejora los resultados del tratamiento del cáncer de colon avanzado, aunque no se logró establecer un efecto sobre el cáncer de mama. Desde entonces para acá han surgido varias nuevas investigaciones que les voy a resumir.

El nivel de vitamina D en sangre definido como "suficiente" es de entre 20 a 50 nanogramos por mililitro en sangre, que se abrevia ng/ml. ¿Suficiente para qué? Es el nivel recomendable para evitar la osteoporosis, pero ¿cuál es el necesario para proteger contra el cáncer?

Empecemos por el cáncer de mama. En 1992 se diseñó un estudio prospectivo con más de 36,000 mujeres para determinar si la incidencia de cáncer de colon y de mama disminuía en aquellas personas que tomaban 400 unidades de vitamina D y 1,000 mg de calcio. A la mitad de las mujeres se les trató con esos suplementos y a la otra mitad con un placebo inerte. El estudio no logró identificar una disminución en la incidencia del cáncer de colon ni del seno. La dosis de 400 unidades diarias usadas en ese estudio hoy día se sabe que es demasiado baja.

Pero otro estudio riguroso y prospectivo, proveniente de la Universidad de Nebraska y publicado en 2007, demostró una reducción en todos los tipos de cáncer en aquellas mujeres que tomaron 1,100 unidades diarias de vitamina D con calcio, comparadas con las que no recibieron ese tratamiento. A pesar de que esa dosis de vitamina D no es muy alta, a partir de un año se pudo observar que el nivel en sangre subió desde los 29 ng/ml que tenían antes de empezar el tratamiento, hasta 38, un aumento importante. Cabe preguntarse entonces: ¿38 ng/ml de vitamina D en sangre es el nivel ideal para evitar el cáncer?

El año pasado, los mismos investigadores publicaron otro estudio realizado con más de 2,000 mujeres, a la mitad de las cuales se les administró 2,000 unidades de vitamina D por día. De nuevo, se demostró que las mujeres que recibieron vitamina D tuvieron una incidencia más baja de cáncer pero no tanto como en el estudio anterior.

Los investigadores, aún no contentos con los resultados, hicieron otra investigación, esta vez retrospectiva, y se enfocaron en evaluar la relación entre el nivel de vitamina D en sangre y la incidencia de cáncer de mama en mujeres que se habían tratado en los estudios ya citados. Para esa investigación se estudiaron 5,038 mujeres. Dividieron los casos en cuatro grupos de acuerdo con su nivel de vitamina D en sangre. ¿Y adivinen qué? A mayor nivel de vitamina D, menor la frecuencia del cáncer. La correlación fue sumamente impresionante y extraordinaria… al punto que aquéllas que alcanzaron un nivel mayor de 60 ng/ml tuvieron una frecuencia de cáncer de mama 80% más baja que las que tenían un nivel de menos de 20. Todavía más importante es el hecho de que había una disminución de cáncer consistente y cada vez más pronunciada con cada incremento en nivel. En otro estudio, recién publicado en el Journal of National Cancer Institute, encontraron una tendencia muy similar. A medida que el nivel de vitamina D en sangre aumentaba, el riesgo de cáncer de colon disminuía. ¿Y por qué es importante esto último? Porque sugiere que esta relación no es fortuita o accidental, sino que es real y robusta. También sugiere que, con gran probabilidad, esta relación es causal y no casual.

En términos concretos, esto significa que si comparamos a 1,000 mujeres cuyo nivel de vitamina D es "suficiente" (20-50 ng/ml) con 1,000 mujeres cuyo nivel es de 60 ng/ml o más, a 18 de cada mil mujeres con nivel "suficiente" les daría cáncer de seno en los siguientes 4 años, mientras que solo 5 de las que tienen niveles de más de 60 ng/ml padecerían cáncer de mama. Esto es a solo 4 años, pero si proyectamos esos datos a largo plazo, la diferencia sería muchísimo más dramática. Veamos.

En los Estados Unidos, 12 de cada 100 mujeres padecerán cáncer de mama en algún momento de su vida. Esto equivale a casi 19 millones de mujeres estadounidenses. El siguiente cálculo asume que el administrar vitamina D protege del cáncer de mama. Si les subimos el nivel de vitamina

D a 60 ng/ml, podemos evitarle el cáncer de mama a más de 13 millones de mujeres. No me gusta usar términos hiperbólicos cuando hablo de ciencia, pero no encuentro otra palabra más adecuada que espectacular para describir esto.

Debo hacer la salvedad, sin embargo, que en otro estudio de Nueva Zelanda, recién publicado, no se observó diferencia alguna en la frecuencia de cáncer en aquellos casos que se les administró vitamina D comparados con los que recibieron un placebo inerte. Pero en ese estudio administraron la vitamina D en una dosis alta en intervalos mensuales en vez de diariamente. Hoy día se reconoce que esa dosificación mensual no es eficaz.

Los datos sugieren que el nivel de vitamina D en sangre, de entre 20 y 50 ng/ml, que es lo que consideramos "suficiente", realmente es insuficiente para prevenir el cáncer y debemos aspirar a un nivel entre 60 y 100 ng/ml. Para lograr ese nivel, habría que ingerir una dosis de vitamina D mucho más alta que las 400 unidades que se toman rutinariamente. La dosis debe ser de 4,000 unidades diarias. ¿Y cuánto cuesta esto?: 13 centavos por día.

Claro que, antes de ingerir esa dosis, es importante primero que su médico coteje los niveles de vitamina D y calcio en sangre para asegurarse que este último no esté elevado, porque la vitamina D puede elevarlo a niveles arriesgados.

Y volviendo a mi pregunta inicial: ¿por qué razón pocos conocemos estos datos? ¿Será porque nuestro sistema de salud no le presta mucha atención a la prevención, o será porque a 13 centavos diarios no se justifica un vigoroso marketing? La contestación correcta: "all of the above".

Nos quejamos de los costos astronómicos de la quimioterapia, pero de solo pensar que con 13 centavos diarios, si mis proyecciones se cumplen, nos podemos ahorrar miles de millones de dólares en estos tratamientos, es escalofriante.

Y una cosa más. Si todavía el gobierno no ha encontrado un buen uso para ese polémico, lujoso y doblemente blindado automóvil que compraron por $245,000, les ofrezco una idea. ¿Qué tal si me lo prestan para ayudarme a enfrentar la ira de los manufactureros de quimioterapias? Y si de paso pueden añadir un chaleco antibalas, les quedaré eternamente agradecido.

Columna #4

¿Cuán saludable es el aceite de oliva?

Publicada en 3/4/18

Desde hace varias décadas se vienen comentando los beneficios de la dieta mediterránea, y no existe controversia acerca de esto. Se han escrito miles de trabajos científicos acerca de este tópico, pero en uno de los estudios más abarcadores que se han hecho, la doctora Marialaura Bonaccio, investigadora italiana, arroja nuevos datos de gran interés. En este estudio prospectivo ella incluyó 18,891 individuos, clasificados de acuerdo con cuán bien se adherían a dicha dieta.

Pero antes de proseguir, aclaremos exactamente lo que es la dieta mediterránea. Esta se origina en aquellos países europeos de la región del mismo nombre donde se cultivan aceitunas. Estos territorios se han caracterizado por su menor incidencia de enfermedades cardiovasculares y cáncer. Los ingredientes de esta dieta son las frutas, vegetales, granos enteros, legumbres (habichuelas, fabas), nueces, pescados aceitosos de aguas frías (salmón, bacalao, sardinas) y aceite de oliva. De todos los ingredientes, la piedra angular es el aceite de oliva, que ha recibido gran atención por considerarse entre los más significativos para la salud cardiaca. Y aunque el vino tinto no siempre se incluye en esta lista, sabemos que su consumo es un denominador común en países como España, Grecia, Portugal e Italia, y se debe considerar parte esencial de la dieta mediterránea.

La doctora Bonaccio demostró que mientras más los sujetos consumieron la dieta mediterránea, mayor fue la reducción en enfermedad coronaria y accidentes cerebrovasculares (derrames). Ese dato no debe sorprendernos, ya que no es nuevo. Pero uno de los hallazgos importantes fue que aquéllos que obtuvieron el mayor beneficio fueron los que ingirieron, como parte de su dieta, concentraciones altas de unos compuestos denominados "polifenoles". El método usado en este estudio para calcular la ingesta de polifenoles se basó en un cuestionario donde les preguntaban acerca del consumo de ciertos alimentos que los contenían. Una de las mayores fuentes de polifenoles es el aceite de oliva, pero lo sorprendente en ese estudio fue que el beneficio de estos polifenoles solo se observó en sujetos de nivel socioeconómico alto. Misteriosamente, aquellos sujetos de nivel bajo, por bien que cumplieran con la dieta, no obtuvieron beneficio alguno. ¿Por qué? Revisemos los detalles del estudio en busca de una posible explicación.

El cuestionario preguntaba cuánto aceite de oliva consumían los encuestados, pero no inquiría si el aceite era virgen extra, virgen o regular. Por tanto, si alguien consumía mucho aceite de oliva regular, se le asignaba la misma puntuación que al que consumía aceite de oliva virgen extra. ¿Qué relevancia puede tener esto?

Existen tres tipos de aceite de oliva, el llamado virgen extra, el virgen, y el aceite de oliva regular. El virgen extra y el virgen son los de más calidad y poseen propiedades beneficiosas para nuestra salud. ¿Cómo se diferencian unos de otros? El virgen extra se obtiene de la primera prensada en frío, cuando el aceite se extrae de las aceitunas usando presión y no se calienta ni se refina. El virgen se obtiene de la segunda prensada y tampoco se calienta o refina. El prensado en frío es la mejor manera de conservar los polifenoles. Pero el aceite de oliva regular no se procesa en frío. Lógicamente, el virgen extra es más costoso y tiene el mayor contenido de polifenoles, mientras que el segundo más caro es el virgen, y el más barato es el regular. Es lógico pensar que las personas con menos ingresos consumirían el aceite de oliva regular. La cantidad inferior de polifenoles en el aceite de oliva regular no ofrece suficiente protección cardiovascular, brindando así una posible explicación de por qué la dieta mediterránea les falla a las clases socioeconómicas bajas.

¿Cómo podemos asegurarnos que el aceite que compramos tiene una cantidad abundante de polifenoles? Pues debemos comenzar por elegir el aceite virgen o virgen extra, pero alerta, porque mucho de lo que venden en el supermercado como virgen extra realmente no lo es. Mientras menor la acidez del aceite, mayor la calidad. El virgen extra por obligación debe tener menos de 1% de acidez y debe provocar un leve picor en la garganta. El aceite debe ser de la más reciente cosecha porque los polifenoles se degradan con el pasar del tiempo. Después de un año se pierde más del 40% de sus polifenoles. Lamentablemente, solo algunas marcas de aceites de oliva virgen extra suelen indicar todo esto en la etiqueta. En los supermercados de Puerto Rico he visto en una marca el porcentaje de acidez, pero nunca el año de cosecha. Otro asunto para considerar es que mientras más se reúsa el aceite para freír, más se pierden los polifenoles. Después de freír seis veces, solo le quedará el 10%.

Otro defecto del estudio de la doctora Bonaccio es que el consumo de vino tinto no fue incluido en el cuestionario. ¿Cómo es posible que excluyeran el vino, cuyo contenido de polifenoles es alto, y que también se ha asociado con efectos cardiovasculares ventajosos? Es muy factible que las clases socioeconómicas bajas, por su limitado poder adquisitivo, consuman menos vino. Esto podría explicar por qué se benefician menos de la dieta mediterránea.

Por otro lado, están los provocativos datos en cáncer. En los países que siguen una dieta mediterránea típica, donde el aceite de oliva es la principal fuente de grasa, en general las tasas de incidencia de cáncer son considerablemente más bajas comparadas con el norte de Europa y EE. UU. Esta diferencia es más notable para cáncer de colon, esófago, mama, garganta, estómago, páncreas, próstata e hígado. Estudios que incluyeron un total de 3,481 individuos, mostraron una reducción de más del 50% en el riesgo de desarrollar ciertos tipos de tumores malignos. ¿Sabemos con certeza cómo la dieta mediterránea hace esto? No, pero hay varias explicaciones potenciales.

No podemos ignorar que el aceite de oliva produce una sensación de saciedad. Esto está bien documentado hasta el punto de que ya se ha identificado la sustancia que produce esa sensación de llenura: el ácido oleico. Este ácido envía mensajes al cerebro avisándole que la persona "está llena". Lógicamente, esto ayuda a combatir la obesidad que indudablemente está asociada con un mayor riesgo de cáncer.

Por otra parte, estudios en animales experimentales han determinado que existe un compuesto fundamental en el aceite de oliva, llamado oleuropeína, que tiene un efecto antitumoral.

Además, se ha descubierto que alimentar a ratas de laboratorio que padecen cáncer de mama con aceite de oliva, contribuye a desactivar ciertos genes nocivos.

Si el aceite virgen es bueno, la combinación con vino es todavía mejor... para evitar embriagarte. El vino no se absorbe del estómago, sino del intestino delgado, que está más abajo. El aceite reduce la rapidez del tránsito intestinal, frenando el alcohol en el estómago, evitando así que se te vaya a la cabeza demasiado rápido.

A pesar de todas estas virtudes, la comida chatarra está reemplazando la dieta mediterránea, y la cerveza está sustituyendo al vino que está pasando de moda, al igual que la virginidad humana ya pasó a la historia. Aunque no seas partidario del cinturón de castidad, debes patrocinar la extra virginidad del aceite de oliva, si bien te cueste más caro y te pique un chispito la garganta.

Columna #5

Una cabeza de ajo para espantar el cáncer

Publicada 8 julio 2018

Mi más remoto recuerdo del ajo se remonta a mi niñez. Fue antes que Kennedy comenzara a escalar la guerra de Vietnam y justo cuando Fidel Castro hizo su entrada en La Habana. Mi padre nos llevaba a comer salmorejo y arroz con jueyes al ya desaparecido restaurante Cecilia's Place, en Isla Verde. Antes del plato principal servían un exquisito pan con ajo. Quedé para siempre prendado por el delicioso y exótico gusto de ese condimento. Pero la historia del ajo y sus aplicaciones médicas son mucho más interesantes.

Los registros arqueológicos ya hablaban del ajo hace más de 8,000 años. Según la Biblia, Moisés sacó a los esclavos hebreos fuera de Egipto y durante 40 años vagaron por el desierto. Nos cuenta el Viejo Testamento que constantemente extrañaban las cosas buenas de la vida, especialmente el sabor del ajo. De hecho, los egipcios consideraban el ajo como un fruto sagrado que solo los dioses se merecían.

Pero mi interés en el ajo va más allá de su importancia histórica.

Durante la Primera Guerra Mundial, el ajo se aplicaba directamente a las heridas infectadas. Después de esa guerra, en 1928, se descubrió la penicilina, que sustituyó el ajo. No obstante, durante la Segunda Guerra Mundial el ajo volvió a usarse como antibiótico, debido a la abrumadora demanda por penicilina y a la capacidad limitada para fabricarla. Los médicos soviéticos le llamaban al ajo la "penicilina rusa".

Hace años que estoy escuchando que el ajo es eficaz para tratar la hipertensión arterial…y no es un mito. El ajo ha comprobado ser capaz de bajarle la presión a los pacientes hipertensos. Pero los enfermos con presión arterial muy alta no deben depender totalmente del ajo para controlar su problema. Para eso existen medicamentos mucho más eficaces.

Por otra parte, hay que recordar que el ajo es parte esencial de la dieta mediterránea, la cual recomiendo enérgicamente, y que ya he comentado antes en mis columnas. La eficacia de esta dieta en disminuir el riesgo de cáncer y de enfermedad coronaria, las dos causas más comunes de mortalidad, se ha comprobado científicamente. La dieta mediterránea incluye el vino tinto moderadamente, aceite de oliva, las nueces, frutas, vegetales, pescado de aguas frías y naturalmente el ajo. ¿Pero cuál de estos ingredientes es el más importante? No sabemos, es posible que todos contribuyan. Sí sabemos que el ajo tiene propiedades anticancerígenas en animales de laboratorio, al igual que en humanos.

La hermana del ajo es la cebolla, y ambos comparten unos compuestos llamados flavonoides, que pertenecen al grupo de los llamados polifenoles vegetales. En los últimos años hemos visto un interés ascendente en los polifenoles, debido a su confirmada actividad antiinflamatoria y sobre todo anticancerígena. Se ha determinado científicamente que los polifenoles son mayormente responsables de los beneficios que nos provee la dieta mediterránea.

En casi todos los estudios, el ajo ha demostrado su capacidad para prevenir algunos tipos de cáncer, pero en una investigación la cebolla sorprendentemente le ganó por mucho. En ese trabajo, hecho en Italia, la cebolla se asoció con una reducción mayor en el cáncer de colon, de esófago y de laringe, entre otros.

Los beneficios comienzan a verse cuando se consume, al menos, un diente de ajo crudo por semana. El ajo y la cebolla cocidos pierden algunas propiedades (aunque no todas), pues se degradan al exponerse a altas temperaturas.

Consistentemente el ajo se ha asociado con una reducción promedio de un 59% del riesgo de desarrollar cáncer de estómago. En un estudio realizado en Irán, la reducción alcanzó el 72%. En otro estudio llevado a cabo en Francia, se observó una reducción impresionante de un 70% en el riesgo de desarrollar cáncer de mama en mujeres que consumían ya sea ajo o cebolla al menos siete ocasiones por semana.

¿Cuál será el mecanismo por el cual el ajo nos protege del cáncer? Hay varias hipótesis, todas con datos para respaldarlas. Probablemente el mecanismo no es uno solo, sino una combinación. Primero, se ha comprobado que el ajo protege nuestras células del daño inducido por cancerígenos capaces de averiar el ADN. De esta forma, protege el ADN de mutaciones que es lo que usualmente causa el cáncer. En un estudio se reclutó a 17 voluntarios a los que les administraron una comida con un diente de ajo, y les sacaron sangre antes y después de esa comida. Se determinó visiblemente la activación de cinco genes del sistema inmune que pueden protegernos del cáncer.

Y la flora intestinal de nuevo se asoma al panorama, ya que el ajo también ha demostrado una gran capacidad para modificarla favorablemente. Finalmente, el ajo es capaz de inhibir la bacteria H. pylori que causa cáncer de estómago. Todos estos hallazgos pueden explicar las propiedades anticancerígenas del ajo, un producto muy complejo y versátil… **pero recuerden que todos estos datos se relacionan con la prevención, no con el tratamiento del cáncer. Nadie debe intentar tratar el cáncer con ajo ni cebolla.**

Muchos alegan que el ajo espanta los vampiros. Por esa razón en algunos países la gente cuelga una cabeza de ajo en la puerta de entrada. En Puerto Rico no tenemos problemas de vampiros. Sin embargo, tenemos una deidad femenina llamada Juracán. De acuerdo con la mitología caribeña, cuando los habitantes de Borikén, Quisqueya, Cuba o Xaymaca nos comportamos mal, esta diosa sale con toda su furia y envía a su ayudante, Guatuabá, a anunciar con relámpagos y truenos la llegada de Juracán.

Pues invito a todos los boricuas a participar este año de un estudio científico muy importante. La hipótesis es que el ajo es capaz de repeler a Juracán. Por favor, cuelguen una cabeza de ajo en la entrada a su casa, y al final de esta temporada de huracanes, luego de comparar los resultados con el resto de las islas, podremos comprobar o rechazar esa hipótesis. Anhelamos celebrar otro éxito del ajo.

Columna #6

Café sin "gato encerrao"

Publicada 1 abril 2018

Hace unos días, la doctora Noridza Rivera, gran amante del café, me pidió que escribiera una columna acerca de los efectos de esta bebida en la salud. Le respondí que casi no tomo café y tampoco me considero experto en el tema. Pero tanto insistió que accedí al menos a revisar la literatura, a ver si valía la pena proseguir. Para sorpresa mía, me topé con algunos estudios muy prometedores además de otros datos curiosos.

Un sinfín de estudios científicos han concluido que el riesgo de desarrollar Alzheimer es menor en tomadores de dos a tres tazas de café al día. Existe consenso en la comunidad científica en cuanto a esta observación. Pero habiendo vivido 28 veranos en Houston, me pregunto yo, ¿cuántas tazas del "café" que se consume en EE. UU. equivalen a una taza de café a nuestro estilo antillano? El café que se consume allá es tan diluido que le llamábamos "agua de chirre". Para sorpresa mía, mi colega barista me indicó que una taza de café estilo norteamericano tiene más cafeína y equivale a dos o tres tazas de café espresso con leche, pero no he logrado determinar su equivalencia a un café boricua "colao con greca".

Y hablando de Alzheimer, me enteré de un estudio todavía más intrigante que el del café, y me refiero a la cúrcuma o el "turmeric". Estudios anteriores no habían demostrado que fuera efectiva contra el Alzheimer, pero recientemente la cúrcuma natural fue alterada químicamente por un grupo japonés para mejorar su absorción intestinal. La nueva preparación, Theracurmin, se absorbe 27 veces mejor que el producto natural y que los suplementos disponibles en el mercado. ¿Y por qué es esto importante? En 2012, John Ringman publicó los resultados de su estudio en el que determinó que la cúrcuma no era efectiva para el Alzheimer. Sin embargo, cuando examinaron la sangre de los pacientes, se percataron de que las pastillas de cúrcuma transitaban por el intestino y se eliminaban casi intactas en la excreta sin absorberse.

Sin embargo, en un estudio muy reciente, el doctor Gary Small, director de Psiquiatría Geriátrica de la Universidad de California, en Los Ángeles, utilizó la nueva preparación, Theracurmin en una investigación clínica para determinar su efecto contra el Alzheimer.

Antes de comenzar su estudio, el médico ya sabía que, en la India, aquellos que consumen curry tienen una incidencia de Alzheimer más baja que los demás. Se sabe que al cocinar el curry, una salsa con gran contenido de cúrcuma, su absorción intestinal aumenta. Además, se ha probado que en el laboratorio la cúrcuma interfiere con la generación de una proteína llamada beta-amiloide, que se deposita en forma de placas en el cerebro diez o veinte años antes de manifestarse el Alzheimer. Se piensa que estas placas son las causantes de la enfermedad. La cúrcuma, al igual que el aceite de oliva, contiene una buena cantidad de polifenoles que se han asociado con un menor riesgo de Alzheimer. El doctor Small también conocía que la cúrcuma es un potente antiinflamatorio.

Con toda esta información a la mano, diseñó su ensayo clínico. Reclutó 40 sujetos entre 51 y 90 años que tenían un defecto cognitivo leve, pero sin Alzheimer. A la mitad les administró Theracurmin® 90 mg. dos veces al día, mientras que a la otra mitad les administró un placebo inerte. Ni los médicos ni los pacientes conocían quién estaba tomando Theracurmin o el placebo, y la asignación del tratamiento se hizo al azar. Esta investigación rigurosa duró 18 meses y durante ese tiempo se le practicaron un sinnúmero de estudios a los sujetos para determinar si ocurría algún cambio en su memoria, atención y capacidad cognitiva.

Las pruebas cognitivas revelaron que aquellos sujetos que recibieron Theracurmin tuvieron significativamente mejores resultados en las pruebas... pero todavía mucho más fascinante: las placas de beta-amiloide en el cerebro, detectadas por PET, disminuyeron. Si estos datos se confirman, este hallazgo consistiría en un avance científico de gran preeminencia.

"Exactamente cómo ejerce la cúrcuma sus efectos no estoy seguro, pero puede deberse a su capacidad de reducir la inflamación cerebral, que se ha relacionado con la enfermedad de Alzheimer", dijo el doctor Small. Lamentablemente, Theracurmin no se consigue en las farmacias locales, pero sí por internet.

En teoría aquellos pacientes que están recibiendo radioterapia o quimioterapia deben suspender la cúrcuma hasta terminar su tratamiento, pues esta sustancia es un antioxidante potente y podría interferir con la eficacia de esos tratamientos.

En una columna anterior critiqué la cúrcuma como tratamiento para el cáncer. Mantengo lo que dije, pues algunos datos de laboratorio que respaldaban su actividad antitumoral eran falsificados. El cáncer y el Alzheimer son ambas temibles enfermedades, pero ahí acaban las semejanzas. Si en el futuro alguien descubre que esta nueva preparación de cúrcuma es efectiva para cualquier tipo de cáncer, seré el primero en reseñarlo como lo he hecho anteriormente con los probióticos, la vitamina D y el aceite de oliva. No pertenezco a un culto de fanáticos extremistas ensañados contra todo remedio natural. Soy científico, y por ende examino la evidencia de forma objetiva y desapasionada. A pesar de esto, se me ha acusado de que estoy en contra de todos los productos naturales porque me aterraría si curan el cáncer, ya que mis ganancias disminuirían. ¿A alguien se le ocurre algo más cínico y descabellado?

Dejando atrás el tema del Alzheimer, el café también parece disminuir por un 36% el riesgo de adquirir el mal de Parkinson, por un 39% la cirrosis y 26% el cáncer de colon. En un estudio a largo plazo en mujeres saludables, se encontró que aquellas que consumían de una a tres tazas al día vivían significativamente más tiempo. Ese beneficio también se observó con café descafeinado.

No obstante, en California han demandado a más de una docena de negocios porque el grano natural del café contiene acrilamida, un cancerígeno. Los demandantes pretenden que les adviertan a sus clientes que el café causa cáncer a pesar de que toda la evidencia señala lo contrario.

Como todo en la medicina, el café también puede tener efectos indeseables, aunque sumamente escasos, el más común siendo el insomnio. Aunque no está claro el efecto en el feto, las mujeres embarazadas no deben consumir más de una taza diaria durante el primer trimestre. En el 1980, un estudio mal diseñado sugirió que el café podría provocar la enfermedad fibroquística de los senos. Varios estudios luego desmintieron estos resultados, pero todavía muchos médicos siguen recomendando incorrectamente a sus pacientes que padecen de este trastorno, que suspendan el café.

Si todo madura como pinta y alguien confirma los hallazgos del uso de Theracurmin para prevenir el Alzheimer, auguro la proliferación de establecimientos donde se servirá café puertorriqueño acompañado de platos con curry. Imagínense los nombres de estos comercios: Bar "En Tu Memoria", Taberna "¿Dónde Olvidé mis Llaves?" y Café "Los Sexigenarios".

Y por si acaso algún día alguien les convida a tomarse una taza del mejor café del mundo... ¡mucho cuidado! El mejor café del mundo cuesta $600 la libra y no es de Puerto Rico. Proviene de las heces de un gato salvaje de Sumatra que no puede digerir los granos del café. Los granos se fermentan encerrados en su intestino para luego producir un café suave y muy achocolatado cuando se excretan. ¿Y a quién demonios se le ocurriría comerse las heces de un gato para descubrir eso? Mejor me quedo con el café que fue el preferido del Vaticano y que crece en mis montañas.

Cuesta unos $12 la libra… sin "gato encerrao".

Columna #7

Marihuana y cáncer

Publicada 21 agosto 2016

Hace tres meses, el gobernador firmó una orden ejecutiva que autoriza el uso medicinal de extractos de la planta de marihuana, también conocida como cannabis.

Previo a eso, en el verano de 2015, los diarios publicaron la noticia de una niña puertorriqueña de cinco años llamada Sara Marie Pedregón Ojeda, que había sido diagnosticada con leucemia aguda a los dos años de edad. Sus padres la habían llevado al Hospital St. Jude, en Tennessee, donde le habían tratado con quimioterapia, pero su enfermedad eventualmente se hizo resistente a este tratamiento. Sus padres decidieron "buscar otras alternativas en el estado de Colorado". La alternativa fue el uso de cannabis o marihuana medicinal. Nos explica la madre de la niña que "ella cae en coma y ahí es que comienza la historia del cannabis. Le di cannabis durante el coma. Al tercer día se levantó". La historia tiene un desenlace sombrío; la niña muere en agosto de 2015. Esta amarga historia recoge muchos aspectos de la marihuana medicinal que conviene examinar.

- **¿Qué es el cannabis y qué son los cannabinoides?**

El cannabis, también conocido como marihuana, contiene más de 400 compuestos naturales. Los llamados cannabinoides constituyen al menos 85 de esos compuestos. Los principales son tetrahidrocannabinol (THC) y cannabidiol (CBD).

Para lograr comprender las bases de la controversia con la marihuana medicinal es fundamental entender la diferencia entre estos dos componentes de la planta. El THC produce un estado de euforia conocido como un "high". Debido a este efecto de euforia, todo uso del THC actualmente se considera ilegal en Puerto Rico, aunque esto va a cambiar pronto.

A diferencia del THC, el CBD no tiene ese efecto de euforia, aunque se piensa que goza de algunas propiedades medicinales. No tenemos detalles en cuanto al tipo de cannabinoides que se le administraron a Sara, pero probablemente fue THC, ya que acudieron a Colorado donde todo uso de la marihuana es legal. Si lo que dice la prensa es correcto, el cannabis al parecer le ayudó, pero el nivel de evidencia científica que nos provee el estudio de un solo caso es muy bajo. Como bien dice el refrán, una sola golondrina no hace verano. Tampoco hemos escuchado la opinión de los médicos de Sara, ni los detalles de su tratamiento, lo cual complica todavía más el análisis de la evidencia.

- **Propiedades antitumorales de la marihuana**

Existen datos acerca de la actividad anticancerosa de la marihuana en células malignas cultivadas en el laboratorio, al igual que en animales experimentales. Varios estudios han comprobado los efectos alentadores de los cannabinoides. Pero todos estos efectos se observaron en el laboratorio y no es correcto extrapolarlos a los seres humanos con cáncer hasta no tener datos clínicos.

- **¿Qué evidencia hay de la actividad antitumoral del cannabis en los seres humanos?**

Sorprendentemente muy poca. Uno esperaría que, con datos de laboratorio tan alentadores, ya se hubiesen llevado a cabo una multitud de estudios clínicos. Sin embargo, solo hay dos. En el primer estudio, en España, se trataron a nueve pacientes con un tumor cerebral particularmente agresivo. Se registraron algunos datos algo positivos, como que, por ejemplo, dos de los pacientes vivieron un año después de recaer? En leucemia aguda hay solo un reporte de un paciente tratado con cannabis. Se publicó en una revista de muy poco prestigio y los datos son difíciles de interpretar.

- **¿A qué se debe la escasez de estudios clínicos con THC en el campo de la oncología?**

Lo más probable es que se deba al poco interés de las grandes farmacéuticas, quizás por lo difícil de obtener patentes para el producto.

- **¿Es legal el uso del cannabis?**

La contestación a esta pregunta es un rotundo no. No es legal en EE.UU. ni en Puerto Rico. Las leyes federales prohíben el uso y venta de cualquier producto extraído de la planta de la marihuana. ¿Cómo es posible entonces que algunos estados y Puerto Rico hayan legalizado la marihuana medicinal?

En EE.UU., 23 estados y Washington, DC, han legislado para permitir el uso médico de cannabis, en contra de lo que estipula el gobierno federal, que hasta ahora se ha hecho de la vista larga y no ha interferido. La marihuana medicinal con un contenido alto de THC, estará disponible en Puerto Rico a partir de noviembre y solo se podrá vender bajo controles estrictos. No es legal todavía vender en Puerto Rico ningún producto que contenga más de 0.3% de THC. En este momento lo que se consigue en las tiendas y farmacias es CBD sin THC.

- **¿Cuál es mejor: CBD o THC?**

En el campo de la oncología, son esencialmente cuatro las preguntas más importantes a plantearse acerca de la marihuana medicinal:

Cuál, si alguno de estos dos productos, alivia mejor las náuseas de la quimioterapia; cuál actúa mejor contra el dolor; cuál es superior contra la pérdida de apetito y peso y, sobre todo, cual tiene mejor efecto antitumoral.

Hace más de 40 años se demostró que fumar marihuana controlaba las náuseas y vómitos asociados con la quimioterapia. El THC ingerido por boca también se sabe que es igual de efectivo que la marihuana fumada, pero donde no hay datos es en cuanto a la eficacia del CBD por sí solo para las náuseas.

En un estudio de pacientes con dolor causado por cáncer se evaluó Sativex que es una combinación de partes iguales de THC con CBD, comparándola contra la preparación de THC sola. El Sativex demostró ser superior en aliviar el dolor comparado con THC solo. Sativex está aprobado en Canadá para manejo de dolor resistente a narcóticos.

La marihuana fumada se sabe bien que provoca hambre.

Se ha reportado de forma anecdótica, que el apetito y la pérdida de peso responden al THC oral. Sin embargo, la evidencia científica para esto es escasa o inexistente. Hay dos estudios, uno con Dronabinol (Marinol) que es una forma sintética de THC, en que se reportó un efecto positivo pero modesto. Este estudio fue en pacientes con SIDA, no con cáncer. En otro estudio importante se trataron 289 pacientes con pérdida de peso debido a cáncer, para evaluar la combinación de THC con CBD versus THC solo. También se comparó contra un placebo, lo cual es una pastilla que no contiene ninguna medicina. La combinación de THC/CBD no fue superior a THC ni a placebo en cuanto a aumentar el apetito o el peso.

El efecto antitumoral de la marihuana lo podemos despachar rápidamente, ya que no hay evidencia indiscutible de que el THC o el CBD o la combinación de ambos, curen ni mejoren el cáncer. Pero para ser justos, tampoco hay datos conclusivos que indiquen que el cannabis no es efectivo. Simplemente, no se ha estudiado a cabalidad su efecto antitumoral.

En fin, el cannabis es otra arma valiosa para el manejo de algunos de los síntomas del cáncer y de su tratamiento, específicamente para las náuseas, vómitos y para el dolor. En cuanto al apetito y la pérdida de peso, no podemos recomendar concretamente el THC ni el CBD.

De momento desconocemos si el cannabis tiene algún efecto positivo sobre malignidad alguna. Los estudios experimentales en el laboratorio indican que hay esperanzas de que pueda servir como tratamiento para uno o más tipos de cáncer. Será necesario estudios clínicos para comprobarlo.

Es imperativo determinar si existe alguna ventaja del THC sobre el CBD. Solo he discutido las aplicaciones de los cannabinoides al cáncer, pero no quiero obviar el hecho que existen otras condiciones como epilepsia y espasticidad que han sido tratadas exitosamente.

- **¿Y qué deben hacer los pacientes en este momento, además de guardar esperanzas?**

La marihuana no es una panacea que cura todos los males. Como la mayor parte de los medicamentos, funciona para algunas indicaciones, pero no para todas las aflicciones. No todos los pacientes de cáncer necesitan marihuana medicinal. Todo depende de cuáles son los síntomas y si responden o no al tratamiento tradicional. En caso de que no respondan bien, deben consultar con su oncólogo acerca de la posibilidad de acudir a la marihuana a partir de noviembre.

Columna #8

Música contra el Cáncer

Publicada 11 Septiembre 2016

De camino a mi oficina, ubicada en el Centro de Cáncer del Auxilio Mutuo, me tropiezo con una de nuestras pacientes que entonaba una canción a capela en el pasillo mientras esperaba por su hija. No pude reconocer la canción, pero era muy tierna su melodía. La señora no paraba de cantar, sin importarle las miradas de su nueva audiencia. Su rostro manifestaba seguridad en sí misma; reflejaba serenidad y sosiego. Me cuestioné: ¿qué motivará a esta paciente a cantar aquí? ¿Es por una alegría interna o es porque la música le calma su ansiedad? No siendo paciente mía, no tuve la osadía de interrumpir su tonada para preguntarle, pero ciertamente me dejó pensando si existe relación alguna entre el cáncer y la música.

Se ha dicho que la música calma a las fieras. No sé si a usted también le sucede lo mismo, pero cuando escucho música suave, no importa el género, ya sea popular o clásica, las revoluciones me bajan rápidamente y mi estado de ánimo mejora. Pensaba yo que quizás esto no era normal, porque nunca he reclamado el título de la persona más normal del mundo.

Ante esta interrogante, decidí que valía la pena investigar el tema desde un ángulo científico, y haciéndolo me percaté que el poder curativo de la música ha sido tópico de interés por años, incluso hay investigaciones del efecto de la música en pacientes con cáncer. Fueron muchas otras las sorpresas con que me topé, entre ellas el que existe hace ya 52 años una revista titulada Journal of Music Therapy.

- **¿Qué es la musicoterapia?**

Algunos la definen como un "tratamiento alternativo" pero esa idea no es correcta. La musicoterapia no es un sustituto o alternativa a ninguna terapia ni para el cáncer ni para ninguna enfermedad. Debe quedar claro que no podemos tratar el cáncer con música. Es más correcto pensar en la musicoterapia como un tratamiento complementario el cual ayuda a los pacientes a manejar los efectos secundarios, ya sea del cáncer o de la terapia para combatirlo. Son muchos y diversos los efectos beneficiosos de la música que se han identificado en varios estudios.

- **¿Existen datos científicos acerca de los poderes curativos de la musicoterapia?**

Para que la música gane el respeto que se merece como terapia complementaria, es necesario demostrar su efecto de sanación no solo clínicamente sino también científicamente, al extremo de que podamos comprender sus efectos en el cerebro al nivel molecular. Esto añadiría algo que hasta hace poco había faltado: la aplicación de la ciencia básica a la teoría de la musicoterapia… y por ahí es que van los tiros. Ya hemos empezado a entender al nivel molecular como es que la música puede aumentar en el cerebro algunas moléculas que tienen propiedades beneficiosas y saludables. El cuerpo humano produce sustancias llamadas endorfinas. Esto se descubrió en la década de los setenta. Aunque parezca sorprendente, estas endorfinas producen efectos un tanto similares a los de la morfina. La música se ha comprobado que puede subir los niveles de endorfinas y estas a su vez son capaces de reducir la sensación de dolor, aminorar la ansiedad y producir placer. Ben Gibbard, un conocido músico de rock, que también es maratonista, explica que cuando termina de tocar un concierto siente un "high" o una euforia casi igual que cuando termina de correr. Esto se puede explicar científicamente, porque las endorfinas suben después de una carrera al igual que después de escuchar o tocar música. Es por eso que los corredores sienten un deseo, a veces irresistible, de correr todos los días.

- **¿Qué tipo de música es mejor como terapia?**

Sabemos que las piezas musicales elegidas por el paciente son usualmente más efectivas que las piezas elegidas por otra persona. A unos le ayuda más la música de rock, mientras a otros nos va mejor con música popular suave o romántica, y a otros con música clásica.

- **Efecto sobre la ansiedad y el dolor**

Sin duda, la palabra cáncer de por sí evoca una gran ansiedad en la mayoría de las personas. La sabiduría popular nos dice que la música tiene un efecto ansiolítico siendo capaz de bajar el nivel de ansiedad, pero ¿se ha documentado esto científicamente o es otro cuento de camino? Se ha comprobado que la música suave puede disminuir el pulso, bajar la presión arterial, y disminuir los niveles de las hormonas de estrés.

En un estudio proveniente de Suecia, un grupo de 75 pacientes encaminados a cirugía, se dividieron en tres categorías. Al primer grupo se le tocó música mientras estaban dormidos bajo el efecto de anestesia general; el segundo grupo escuchó música después de despertar de la anestesia, mientras que el tercer grupo solo recibió morfina para el dolor y no se les tocó música. El grupo que escuchó música después de despertar de la anestesia tuvo menos ansiedad y además necesitó mucho menos morfina que los otros dos grupos.

Hay una extraordinaria cantidad de evidencia científica acerca del efecto de la musicoterapia en el tratamiento del dolor. Un total de 51 estudios en 3,663 enfermos han comprobado manifiestamente la eficacia de la musicoterapia para aliviar el dolor.

A pesar de toda esta evidencia, la musicoterapia no es un método usado comúnmente en el manejo del dolor, quizá porque es más fácil administrar una dosis de morfina que traer un músico a tocarle guitarra a un paciente. ¿Y por qué entonces no recetar música grabada? ¿Es tan buena la música grabada como la tocada en vivo? En un estudio del prestigioso centro de cáncer Memorial Sloan Kettering en Nueva York titulado "El efecto de la música en vivo versus la música grabada en pacientes de cáncer hospitalizados" y publicado en la revista "Music Therapy" se demostró que el elemento humano es muy importante. Trataron 50 pacientes, divididos en dos grupos, uno que escuchó música de guitarra en vivo y otro que escuchó música grabada. El grupo que escuchó música en vivo tuvo mucho más alivio de su estado de ansiedad y tensión. Los que escucharon música grabada mejoraron algo, pero mucho menos que los que escucharon música en vivo.

Lamentablemente, son pocos los sitios donde uno puede acudir a escuchar música popular de piano en vivo. Pero en el Centro de Cáncer, hemos ideado una manera de mezclar música y prevención. Todos los lunes y miércoles, de diez de la mañana a doce del mediodía, el maestro Papio Paz se sienta al piano en el noveno piso del hospital, y yo dirijo un conversatorio acerca de cualquier tópico que usualmente es relacionado al cáncer, la manera de prevenirlo y la forma en que ayuda la música.

Estos eventos no tienen costo alguno y pueden asistir todas las personas, sean socias o no del Auxilio Mutuo. Una de las pacientes que acude regularmente me escribió "me sentí como en el cielo con la música del maestro Paz." Su comentario ilustra el poder sedante y balsámico de la música en vivo, a la misma vez teniendo a la vista un espléndido paisaje para disfrutar.

Nota al calce: Estas sesiones musicales continúan en el vestíbulo del Auxilio Mutuo a mediodía.

Columna #9

El final de la quimioterapia

Publicada 18 Diciembre 2016

No es raro que los proponentes de la **naturopatía** critiquen a los oncólogos por usar quimioterapia para tratar el cáncer. Según ellos, estas medicinas solo producen efectos devastadores y nunca han curado a un solo paciente.

En parte tienen razón: algunas de estas drogas pueden causar mucho daño. Pero quede claro que los oncólogos no somos sadistas y no nos causa ningún placer el infligirles daño a los pacientes. Si fuera posible curar el cáncer sin lastimar, seríamos los primeros en ponernos en la fila para adoptar ese nuevo tratamiento. Lo que no es cierto es que no curen. Si pidiera a todos mis pacientes curados con quimioterapia que acudieran a una reunión, no sería suficiente un salón, tendría que alquilar el Choliseo.

En la ciencia de la oncología estamos viviendo una revolución silente, y pocas personas, incluyendo médicos fuera de nuestro campo, se han percatado de esto. Hace pocos años comenzó este movimiento con la introducción de lo que hoy llamamos terapia dirigida. ¿En qué consisten esos tratamientos? Pues son medicamentos que tienen como meta matar a las células malignas dirigiéndose a un blanco o diana presente en las células tumorales.

La diferencia entre estas nuevas drogas y la quimioterapia, es que están diseñadas para atacar un blanco específico en la célula maligna, con poco daño a las células sanas, lo cual las hace mucho menos tóxicas.

Por ejemplo, tomemos la primera droga de esta familia, la que abrió las puertas a esta nueva era: el **Rituxan**. Aprobado en 1997, el Rituxan es un anticuerpo que se adhiere a una proteína llamada **CD20**, presente en la superficie de la mayoría de los linfomas, que es el cáncer del sistema linfático. El Rituxan identifica la célula de linfoma y trabaja reclutando el sistema inmune del paciente, que entonces destruye la célula cancerosa. Este medicamento ha aumentado el potencial de curación de los linfomas de forma tal que, antes de introducirse la droga, el 50% de los pacientes moría en menos de 10 años. En este momento, más del 75% de los pacientes están vivos a los 10 años. Pero para que funcione mejor, esta droga usualmente se debe combinar con quimioterapia. Eso pronto cambiará.

En 2001, una pastilla llamada **Gleevec** revolucionó el tratamiento de la leucemia crónica mielógena, convirtiéndola en una enfermedad de la cual prácticamente nadie se muere hoy en día. Esta leucemia se caracteriza por un cambio específico en el **ADN** de los glóbulos blancos, lo cual ha permitido identificar a una proteína "culpable" dentro de la célula. La pastilla solo ataca esa proteína, por lo cual su daño es mínimo y su eficacia extraordinaria. Esta droga sirvió de estímulo para desarrollar otras parecidas que forman parte de una gran familia de medicamentos. Hay más de 25 en el mercado, y otras 20 en vías de desarrollo.

Por otro lado, el campo de la inmunoterapia está avanzando de manera sorprendente. Sabemos que los llamados **linfocitos T** son parte del sistema inmune y sirven para defendernos del cáncer. En 1996, el Dr. **James Allison**, futuro candidato para un **Premio Nobel**, descubrió que las células cancerosas son capaces de frenar el sistema inmune por medio de unas proteínas que entran en contacto con los linfocitos T. Las células malignas han aprendido a neutralizar esos linfocitos, y, para combatir el problema, ahora contamos con anticuerpos que se interponen entre las células cancerosas y los linfocitos T que nos defienden, evitando de este modo que se frene el sistema inmune. Ya existen tres anticuerpos en el mercado que funcionan contra muchos tumores, incluyendo la **enfermedad de Hodgkin**, donde su efectividad es impresionante.

Todas estas sustancias han sido desarrolladas basándose en avances dramáticos en el conocimiento de la biología molecular del **cáncer**. En vista del gran éxito de las nuevas drogas en casos de cánceres linfáticos, se está investigando la forma de combinarlas entre sí, con la esperanza de que puedan producir respuestas antitumorales curativas equivalentes a la quimioterapia, pero con menos efectos tóxicos. Los estudios preliminares han tenido un gran éxito.

Una ventaja importante de estos medicamentos es que trabajan aun en tumores cuyo gen p53 no funciona, y que por tanto son resistentes a la quimioterapia, un tema que comenté en mi columna anterior. Ya para algunos tipos de cáncer de pulmón y para el cáncer de piel metastático conocido como melanoma, la inmunoterapia es el tratamiento de entrada.

En un futuro bastante cercano, la quimioterapia probablemente dejará de ser la terapia de elección para los linfomas de Hodgkin y también para los **linfomas foliculares no-Hodgkin**, y sin duda será sustituida por estas nuevas drogas. Entonces seré yo el primero en la fila para celebrar la muerte de la quimioterapia, no sin antes recordarles que no hay droga alguna totalmente libre de efectos secundarios, incluyendo la **toxicidad financiera**, dado el alto costo de estas medicinas. Lo más importante es que, en el futuro, sean cada vez menos los efectos tóxicos y cada vez más sus efectos anticancerosos.

Columna #10

Probióticos, yogur y salud intestinal

Publicado 19 marzo 2017

Élie Metchnikoff, Premio Nobel de Medicina en 1908, postuló que la longevidad de los campesinos de Bulgaria se debía al consumo de una gran cantidad de yogurt que sabemos contiene una cuantía de bacterias las cuales él pensaba eran provechosas.

Metchnikoff fue el primero en introducir el concepto que algunas bacterias no son dañinas y que existen algunas imprescindibles para promover la salud. Élie pensó que había descubierto la solución al problema del envejecimiento, tema que todavía se estudia intensamente y que en ocasiones se convierte en charlatanería. Pero eso no fue lo que le ganó el Nobel.

En 1965 se introduce el término probiótico en la literatura y se define como microorganismos vivos, que cuando se ingieren, le confieren a la persona beneficios para su salud. Al ingerirse, estos microorganismos proliferan en el intestino. El tema de los probióticos es complejo. Un siglo después de la muerte de Élie Metchnikoff, estamos comenzando a identificar cuáles bacterias son las recomendadas para varios trastornos. Una barrera para el estudio de probióticos en EEUU es que cualquier experimento clínico, aún cuando el propósito no sea buscar aprobación comercial del producto, se debe hacer usando el mecanismo engorroso y costoso de solicitar una aprobación federal. Por eso contamos con un limitado número de estudios y casi todos provienen de Europa. Además, hay poco interés por parte de las farmacéuticas, supongo por lo difícil de conseguir exclusividad.

No obstante, existen estudios que han identificado algunos probióticos como útiles para varios trastornos. Lamentablemente, el empaque casi nunca especifica para qué trastornos están indicados, dejando al consumidor a la merced de la desinformación. Esto responde a que los probióticos se consideran suplementos nutricionales y la ley no permite a los fabricantes ofrecer información acerca de uso para tratar ninguna enfermedad, sino que solo pueden hacer recomendaciones tales como "indicado para la salud intestinal". Por desgracia, esta industria no está muy regulada y por tanto ni siquiera sabemos si el conteo de bacterias que nos venden es correcto ni tampoco cuál es el número ideal.

Al momento de comprar un probiótico es importante fijarse en varios asuntos. El primero es si en realidad usted lo necesita. Hay varias condiciones que discutiremos que se pueden tratar con probióticos, pero no hay prueba científica en este momento que el uso rutinario como prevención general sea de beneficio alguno. Una vez decida comprarlo, es importante fijarse en la fecha de expiración porque lo que está comprando son bacterias vivas y no sirve de mucho comprarlas muertas. Si usted está tomando antibióticos, debe tomarlos dos horas antes o después del probiótico para evitar matar sus bacterias. Se supone que el número de bacterias debe ser al menos 10 mil millones (10 "billones"). El uso de probióticos es bastante seguro, pero son bacterias que, aunque inocuas, en personas con un sistema inmune muy comprometido pueden muy raras veces causar infecciones. Ya se han reportado cinco casos de pacientes con cáncer que desarrollaron sepsis por tres tipos de probióticos más usados, pero son anécdotas. La evidencia científica más sólida indica que de 733 pacientes de cáncer consecutivos, tratados con probióticos, ninguno desarrolló infección, pero no todos los probióticos han sido evaluados de forma prospectiva.

¿Cuál es el mejor? Depende de la condición que usted padece. Los más importantes en el mercado son L. acidophilus (Acidophilus de American Health, y Restora, L. rhamnosus GG (Culturelle), B. infantis (Align), "E. coli Nissle" (Mutaflor) y «VSL#3» (VSL#3). Algunos probióticos funcionan bien para una enfermedad, pero no en otras. Muchos están disponibles sin receta en las farmacias, otros a través del internet y en VSL#3 hace falta receta. Podemos dividirlos en tres categorías.

La primera consiste de aquellos cuya eficacia en ciertos trastornos está muy bien comprobada por estudios rigurosos. En esta categoría están Acidophilus y Restora para tratar la diarrea común y corriente, asociada con el uso de antibióticos y también la diarrea inducida por quimioterapia con 5FU o con Xeloda. VSL#3 también está en esta categoría y se usa para mantener bajo control la "pouchitis".

La segunda categoría comprende los probióticos donde hay evidencia moderada, pero sin consenso total en cuanto a su eficacia. Por ejemplo, Align para el fastidioso colon irritable. En esta segunda categoría están también S.boulardii (Ultimate Floraboulardi) para evitar recaídas de colitis pseudomembranosa, una diarrea seria causada por antibióticos y ocasionada por el crecimiento excesivo en el colon de la bacteria C. difficile.

La tercera categoría es la que yo llamo del "limbo", donde hay evidencia robusta y firme de la actividad de un probiótico, pero sin consenso entre los gastroenterólogos en cuanto a su eficacia. En este limbo están los probióticos Mutaflor y VSL#3 para la colitis ulcerosa de leve a moderada en la cual se comprobó su eficacia, pero por razones extrañas no hay consenso. Es tema para la próxima columna donde les hablaré de cómo los médicos decidimos si un tratamiento nuevo es recomendable.

En mi columna anterior discutía la importancia de la diversidad de la flora intestinal para la respuesta inmune en pacientes de cáncer tratados con inmunoterapia dirigida a los puntos de control inmune ("immune checkpoints"). Un estudio clínico proveniente de MD Anderson señala que hay una familia de bacterias, Ruminococcus, que se ha asociado con una mejor respuesta a la inmunoterapia. Aunque no contamos de momento con un probiótico de Ruminococcus, no descarto que pronto haya uno en el mercado. La iniciativa empresarial de los estadounidenses no deja de sorprenderme. Si a usted le interesa conocer su flora intestinal, existe una compañía, Ubiome, que se anuncia en el internet ofreciendo un análisis de las heces fecales por un cargo de $89, pero una vez conozca su flora, ¿qué hacer con esos datos?

Élie Metchnikoff pensó que había descubierto en el yogurt la fuente de la juventud, pero nunca le cruzaría por la mente que su intuición, de que en la excreta estaba el secreto, pondría en marcha una nueva frontera de investigación que 100 años más tarde es uno de los tópicos más excitantes en la medicina. ¡Brindemos por Élie con un yogurt bien fermentado! Brindemos también porque algún día se estandaricen las dosis y se regule mejor esta industria.

Columna #11

Heces fecales como medicina

Publicado 6/25/17

Mucho de lo que les voy a explicar puede que le suene a medicina voodoo y probablemente de entrada no me lo van a creer. Si les contara que se están haciendo trasplantes de heces fecales para tratar algunos trastornos neurológicos como la esclerosis múltiple y el autismo, ¿me creerían? Si usted rehúsa creerlo, no se sienta mal porque esa fue mi primera reacción y confieso que todavía permanezco desconcertado.

Tradicionalmente, hemos investigado los trastornos cerebrales enfocándonos lógicamente en el cerebro. Es razonable que así fuera, pero estudios recientes en animales experimentales apuntan a que debemos mirar mucho más abajo, al intestino y la excreta, porque estos trastornos cerebrales pueden tener su raíz en la flora intestinal. En los últimos años está aflorando cada vez más evidencia de la relación de esta flora con la depresión, ansiedad, esquizofrenia, autismo y hasta con esclerosis múltiple y Parkinson.

¿Cómo es que una masa de bacterias en el intestino puede impactar el cerebro? Lo hace a través de lo que conocemos como el "eje intestino- cerebro", una avenida de dos carriles con tránsito bidireccional. A través de este eje, la flora intestinal altera la función cerebral y vice versa. Los primeros destellos de este fenómeno nunca antes sospechado ocurrieron cuando en 2004 unos científicos japoneses describieron que ratones criados en un ambiente libre de gérmenes, respondían de forma exagerada al estrés, y mejoraban sustancialmente cuando se les suministraba la bacteria Bifidobacterium. Otro experimento por científicos de la Universidad de Virginia demostró que el estrés severo en los ratones producía una disminución de Lactobacillus en la flora intestinal y esto a su vez actuaba en el cerebro produciéndoles depresión. Esto es prueba contundente de que este eje cerebro-intestino es una avenida con tránsito en dos direcciones. Al suplir el Lactobacillus al intestino de los ratones, la depresión desaparecía. Estos cambios favorables parecen ser mediados por unas moléculas conocidas por el nombre de "ácidos grasos de cadena corta" producidos solo por ciertas bacterias del intestino tales como L. acidophilus y algunos Bifidobacterium. Estos ácidos grasos que son beneficiosos actúan como negociadores amigables con el cerebro. Puede que esto le suene a ciencia ficción, pero lean bien lo que sigue que les sorprenderá todavía más.

A estos descubrimientos siguieron otras observaciones sumamente curiosas como, por ejemplo, al trasplantar la flora intestinal de un humano deprimido a una rata normal, esta se deprime. De forma similar se ha observado que cuando se le cambia la flora intestinal a un ratón tímido, este se convierte en un animal sociable. Todavía más fascinante es que cuando se trasplantan heces fecales de pacientes con enfermedad de Parkinson a ratas con un Parkinson leve, se le empeoran los síntomas.

Esos estudios provienen de animales experimentales, pero también existen observaciones interesantes en humanos. Algunos antibióticos como Claritromicina y Cipro pueden ocasionalmente provocar episodios maníacos caracterizados por excitación y psicosis. Se piensa que este fenómeno puede ser mediado por una alteración de la flora intestinal causada por los antibióticos.

El estreñimiento crónico parece ser producido por un desbalance en la flora intestinal caracterizada por deficiencia de algunas bacterias. Por esa razón se utilizó el trasplante de heces fecales en tres pacientes con estreñimiento crónico debido a esclerosis múltiple y se observó resolución total del estreñimiento en los tres casos, pero lo más sorprendente fue que los síntomas de la esclerosis múltiple mejoraron de forma dramática en todos y la mejoría se ha mantenido continuamente por 2, 3 y 15 años.

Frecuentemente la enfermedad de Parkinson es precedida por un estreñimiento crónico unos 5-10 años antes de declararse la enfermedad. Sabemos que las personas que sufren de estreñimiento crónico tienen un riesgo de desarrollar Parkinson cuatro veces por encima de lo usual. El estreñimiento crónico parece ser causado por un déficit de las bacterias *Bifidobacterium* y *Bacteroides.* El reto ahora es el identificar los pacientes que van a desarrollar Parkinson mucho antes de que se les declare la enfermedad porque ya una vez la tienen es muy tarde para revertir el daño. Pero si se lograra identificar las personas con estreñimiento y una flora desbalanceada quizás administrándoles un probiótico se pudiera disminuir el riesgo que progresen hacia Parkinson. Eso requeriría un estudio clínico prospectivo antes de poder decidir si es factible. Debido al alto costo de este tipo de estudio, es poco probable que se lleve a cabo ya que las grandes farmacéuticas no estarían involucradas. Pero por el momento no se pierde mucho con que los pacientes con estreñimiento crónico usen el probiótico

Bifidobacterium lactis que es el que mejor ha funcionado para ese problema.

Igual que en Parkinson, los pacientes autistas comúnmente tienen problemas intestinales antes y durante la enfermedad y también parece haber un déficit de esta última bacteria. Lógicamente, también el autismo se ha tratado con trasplantes fecales. En un estudio reciente, tanto los trastornos intestinales como el autismo mejoraron significativamente después del trasplante, pero todavía este tratamiento permanece como experimental.

Sin la menor duda este campo continuará avanzando con nuevos enfoques terapéuticos que en este momento permanecen como experimentales pero esperemos que en un futuro algunos de ellos se conviertan en tratamiento tradicional.

Un dicho muy común en inglés es "I have a gut feeling", que significa una sensación o una corazonada (pero en el vientre) de que algo va a pasar. Pues resulta que este refrán no está muy lejos de la verdad. Y yo tengo un "gut feeling" que pronto tendremos donantes de excreta y hasta bancos donde los pacientes comprarán excreta para trasplantarse, aunque creo que sería preferible si las bacterias vinieran en pastillas con sabor a fresa.

Estos datos están cambiando nuestra forma de enfocar muchos trastornos y el paradigma actual está rápidamente evolucionando hacia uno nuevo. Tengo otro gut feeling que en vez de tratar el cerebro los psiquiatras en el futuro tratarán el intestino y tendremos psiquiatras-microbiólogos que recetarán bacterias tranquilizantes y antidepresivas a las cuales llamaremos psicoprobióticos.

Columna #12

¿Vacunarías a tus hijos contra el cáncer?

Publicado 9 julio 2017

Si existiera una vacuna contra el cáncer, ¿apuntaría usted a sus hijos para ponérsela? Qué pregunta absurda, pensarán ustedes. Pues no lo es. En esta "Era de Acuario" muchos no se apuntarían.

Hace unos días una persona que asistió a mis tertulias en el Auxilio Mutuo acerca del tema de prevención del cáncer, me comentó acerca de un individuo pro-medicina alternativa a quien ella describe como "New Age". Nunca se me había ocurrido pensar en estos términos, pero fue muy acertada su descripción. ¿En qué consiste este "New Age" o Nueva Era? Cuentan los astrólogos que el mundo se desarrolla a través de una serie de eras o ciclos astronómicos. De la astrología proviene el término zodiaco de la Era de Acuario popularizado por el éxito musical "Hair" y que se usa como sinónimo de "New Age". Según los cálculos de los hippies, la Nueva Era comenzó a principios de la década del sesenta del siglo pasado, pero según otros todavía estamos en la antigua "Era de los Peces" (Piscis).

Las personas que se consideran de la Era de Acuario tienen como denominador común una variedad de prácticas y creencias. Ellos postulan que la humanidad vivió una época de gran avance tecnológico y sabiduría espiritual pero ha entrado en un período de degeneración moral, lo que puede remediarse por medio de una nueva filosofía con fuertes influencias espirituales de los místicos asiáticos.

Esto incluye, y no me pregunten por qué, un gran escepticismo en torno a la medicina científica, un potente énfasis en la medicina alternativa y, frecuentemente, el rechazo a las vacunas.

Una querida amiga me pidió mi opinión acerca de la decisión del Departamento de Salud de Puerto Rico de hacer obligatoria para los niños la vacuna del virus del papiloma humano o VPH (en inglés, HPV), causante de varios tipos de cáncer. El más común de estos tumores es el del cuello de la matriz o cérvix, pero también existen de la lengua, vulva, vagina y ano. Mi amiga me cuestionaba acerca de la necesidad de usar esa vacuna, teniendo en cuenta que para eso estaba la prueba del Papanicolau ("Pap"), para detectar ese cáncer tempranamente y así poder curarlo. Me pareció una excelente observación porque el Pap es capaz de detectar el cáncer de cérvix en una etapa bien localizada y altamente curable. Pero revisemos el trasfondo detrás de todo esto.

De las 170 cepas del virus VPH, 19 de ellas, todas transmitidas por contacto sexual, pueden causar algún tipo de cáncer. Las cepas 6,11,16,18, 31, 33, 45, 52 y 58 son causantes de casi todos los cánceres de cérvix, un tumor que causó la muerte de 270,000 mujeres en 2012.

¿Cuán efectivo es el Pap en detectar cáncer cervical? Es efectivo en la medida en que la prueba se haga con puntualidad. Es decir, si la mujer no se hace el Pap o el médico no se lo ordena, la efectividad es nula. El mejor ejemplo de esto es el trágico caso de una joven mujer puertorriqueña que recientemente murió, alegadamente, porque su ginecólogo no le hizo el Pap a tiempo. Los datos indican que en Puerto Rico 23% de las mujeres sobre 18 años no cumplen con realizarse el Pap, comparado con 15% en Estados Unidos. Esto significa que en Puerto Rico alrededor de un cuarto de millón de mujeres no se hacen el Pap y, por tanto, están a riesgo de adquirir un cáncer del cuello de la matriz avanzado o incurable. Por otro lado, la detección temprana de otros tumores causados por VPH, como el cáncer de la base de la lengua y ano es mucho más difícil porque el Pap no se usa de rutina para esas áreas.

Se ha demostrado sin duda alguna que las vacunas contra el VPH son muy efectivas, en especial Gardasil 9 que es capaz de evitar infecciones con nueve de las cepas más peligrosas de este virus, así evitando más de 90% de los casos de cáncer de cérvix. Si todos los niños y niñas se vacunaran, se podría reducir significativamente el riesgo que corren unas 250 mil mujeres puertorriqueñas de desarrollar cáncer del cuello de la matriz, además de los otros tipos de cánceres asociados con este virus.

Así las cosas, **¿cómo se explica que los padres no estén haciendo fila para vacunar a sus hijos y que, por el contrario, muchos se opongan a la vacuna?** En términos generales, la oposición puede separarse en dos categorías.

La primera proviene de padres que no pueden lidiar con la idea de que sus hijos eventualmente tendrán deseos sexuales y piensan que el riesgo de adquirir una enfermedad venérea pueda servir como disuasivo a las relaciones prematrimoniales. A un conocido religioso, Joseph D'Agostino, se le ocurrió una alternativa "natural" a la vacuna: mantener a los estudiantes de sexos opuestos lo más lejos posible cuando no hay supervisión de adultos. Genial, ¿no?

La segunda categoría de oposición tiene sus más recientes raíces en la Era de Acuario y su potente movimiento anti-vacuna, el cual propone que estas no son seguras. Gardasil ha sido ampliamente probada durante años, constantemente monitoreada para posibles efectos adversos. La tasa de complicaciones es extremadamente baja. La seguridad y la eficacia de la vacuna han sido reafirmadas por numerosas investigaciones independientes. Después de un total de 80 millones de dosis administradas, el Centro para el Control de Enfermedades de Estados Unidos (CDC, por sus siglas en inglés) revisó 51 casos reportados como muertos a causa de la vacuna y concluyó que no había evidencia de que ninguna de esas muertes tuviera relación con la vacuna. A pesar de esto, los partidarios del movimiento anti-vacuna han propagado datos falsos indicando que han muerto 200 personas en Estados Unidos a causa de Gardasil.

El llamado "New Age", realmente ya casi "Old Age" porque cumplió 57 años, debiera evolucionar dando paso a otra era, la Era de la Iluminación Científica, que es la que debiéramos estar viviendo en este momento. Pero me acabo de enterar de que, según los astrólogos, la Era de Acuario dura como 2,000 años. Pues ni modo, los científicos también tendremos que aprender astrología, misticismo y paciencia. Soy partidario de movernos hacia adelante, pero en este caso prefiero dar marcha atrás lo más pronto posible para que el Acuario nos devuelva a la era anterior de Piscis, con la profunda sabiduría de los "Peces".

Columna #13

Las células madre, ¿curan o no curan?

Publicado 21 enero 2018

Hace unas semanas, este diario publicó un artículo acerca del exitoso trasplante que se le practicó al doctor Johnny Rullán, como parte del tratamiento para combatir su cáncer. En dicho reportaje se utiliza el término trasplante de células madre. No es que el vocablo sea incorrecto. De hecho, es la traducción perfecta para "stem cell transplant". Pero una amiga me preguntó si es que acaso el Centro de Cáncer Memorial Sloan Kettering, estaba usando la medicina alternativa.

Al parecer, muchos en Puerto Rico piensan que el vocablo "células madre" no es medicina tradicional. Tiempo atrás, escribí un artículo titulado "La mafia de las células madre", donde describí cómo se les tomaba el pelo a personas desesperadas a causa de dolencias temibles para las cuales no existen tratamientos eficaces. Me refería a trastornos tales como el Alzheimer y algunos males cardiacos que han sido tratados por un médico argentino, Roberto Fernández Viñas, usando células madre. Este doctor ha sido duramente criticado, dentro y fuera de Argentina, por promocionar a ese país como un destino para el llamado "turismo médico de células madre".

No es que el turismo médico sea un negocio engañoso, pero si, como en este caso, sus bases son fraudulentas, naturalmente es reprochable y mal visto. No obstante, aquí un político local muy conocido aseveró que "el doctor

Fernández Viña ha sido un líder en el campo de las células madre". Quizás quiso decir un líder en el uso fraudulento de ese tratamiento. Creo que quedó bastante claro en mi escrito la forma en que se tima a los pacientes que confían en semejantes charlatanes. Sin embargo, lo que tal vez no quedó claro es que sí existe un uso legítimo para esa modalidad de tratamiento, pero no para curar el Alzheimer, la diabetes, el autismo, ni trastornos cardiacos. ¿Para qué sirven entonces estas células progenitoras?

Comencemos por explicar lo que son. Existen células madre de dos diferentes tipos. Hablemos primero de las células madre embrionarias. Estas provienen del feto y son muy inmaduras. Su única función es proliferar y madurar hasta convertirse en todos los tipos de tejidos especializados, como son por ejemplo el corazón o el cerebro. Durante las primeras semanas del embarazo, cuando se desarrolla el embrión, estas células son las responsables de madurar hasta convertirse en los varios órganos del cuerpo.

También tenemos las células madre adultas las cuales provienen de los tejidos ya formados después de la etapa embrionaria. Estas células tienen la capacidad de autorrenovarse, proliferar y diferenciarse. De esa forma reparan y reemplazan los tejidos de los adultos cuando se desgastan o se enferman. La mayor parte de las células de nuestro cuerpo envejecen y terminan por morir, como ocurre comúnmente por ejemplo con las células del intestino y la médula ósea. A diferencia de las células madre, las células ya maduras de estos órganos carecen de la capacidad de renovación, y por tanto no pueden reemplazar a las células especializadas desgastadas. Estas últimas son células que tienen una función específica dependiendo del órgano, como las de los riñones, que se especializan en filtrar la sangre para eliminar sus impurezas.

Con esta explicación abreviada, ya ustedes estarán imaginándose el gran potencial de las células madre para el tratamiento de muchas enfermedades. Este potencial será explotado al máximo una vez podamos aprender a controlar mejor el proceso por el cual se pueden aislar y cultivar, a fin de trasplantarlas a un órgano averiado para poder repararlo.

Por el momento, hemos logrado usar exitosamente las células madre adultas, formadoras de sangre, para llevar a cabo trasplantes de médula ósea y tratar algunos tipos de cáncer. Este logro no es algo nuevo, tiene ya más de 40 años.

Existen dos tipos de trasplantes de células madre de la sangre, ambos aprobados por el FDA. El más común y sencillo es el trasplante autólogo, que fue el que se le practicó al doctor Johnny Rullán. Este método consiste en obtener las células madre provenientes de la médula ósea del mismo paciente. Hoy día estas células se pueden cosechar de la sangre sin tener que punzar el hueso para llegar a la médula. Estas células madre son creadoras de sangre y se utilizan para rescatar al paciente después de administrarle una quimioterapia en dosis altas. Estas megadosis de quimioterapia producen una disminución severa de todas las células de la sangre. Para evitar esto, después de administrar la quimioterapia, se hace un trasplante autólogo de células madre que empiezan a formar sangre, evitando el descenso prolongado y severo de células sanguíneas.

Contrario a lo que muchos piensan, el trasplante no es un procedimiento quirúrgico, es como una transfusión. Las células trasfundidas encuentran el camino hacia la medula ósea donde proliferan y forman las células de la sangre como los glóbulos blancos, rojos y las plaquetas. El trasplante autólogo no es el tratamiento para eliminar el cáncer, sino que es una forma de evitar la toxicidad severa de la quimioterapia. El verdadero tratamiento aquí es la quimioterapia, que cuando se administra en dosis altas, puede superar la resistencia del tumor a las dosis normales.

El segundo tipo de trasplante de células madre es el alogénico. En este caso, las células madre provienen de un donante, frecuentemente pero no siempre, un hermano o hermana. El trasplante alogénico conlleva más riesgos, pero tiene la gran ventaja de que las células trasplantadas del donante tienen la capacidad de reconocer como foráneas las células malignas del enfermo y atacarlas. En otras palabras, las células trasplantadas del sistema inmune del donante combaten el cáncer del paciente. Aquí sí el trasplante es el tratamiento para el cáncer. Aparte de estos dos tipos de procedimientos con células madre, ningún otro está aprobado por la FDA.

Los científicos ahora tenemos por delante el gran reto de aprender cómo aprovechar al máximo el potencial de las células madre como tratamiento para otras dolencias que no sean tumores malignos. Imagínense si lográramos, por medio de un trasplante de células madre, curar el autismo, el daño de un derrame cerebral o el trauma al cordón espinal. Lamentablemente todavía no hemos aprendido del todo como utilizar las células madre para ese propósito, pero más lamentable es que algunos médicos puertorriqueños estén explotando la miseria causada por estos trastornos. Un médico cobraba $7,000 por hacer trasplantes fraudulentos con el fin de tratar problemas neurológicos, hasta que un paciente se quejó a la Junta Examinadora Médica, la cual "optó por no multar o retirarle la licencia al galeno, porque era la primera querella que enfrentaba y porque voluntariamente decidió subsanar el error." Si lo único que esta Junta dictamina es devolver el dinero a dos de los cientos de pacientes timados, el mensaje es nefasto. Tampoco ayuda la FDA haciéndose de la vista larga cuando violan sus leyes. Pero no voy a perder la esperanza de que en un futuro podamos curar con un trasplante de células madre cerebrales a estos médicos que padecen, entre otras cosas, de delirios de grandeza.

Y a propósito, alguien puede explicar por qué no debemos designarlas "células madre y células padre". Exijo trato igual.

Columna #14

Medicinas que "prenden y apagan" genes contra el cáncer

Publicada 4 febrero 2018

El funcionamiento del cuerpo humano está determinado por 24,000 genes que a su vez están compuestos de trozos de ADN ("DNA" en inglés). Estos genes son los que determinan todos los rasgos de nuestro cuerpo incluyendo, entre otros, inteligencia, personalidad, estatura, color del cabello y ojos. No todos funcionan simultáneamente. Un dato curioso es que los genes humanos son 98% similares a los de un chimpancé y 75% parecidos a los de un ratón lo cual indica que unos pocos genes pueden hacer una gran diferencia. ¿Será esta la explicación para la conducta ratera de ciertos especímenes de nuestra fauna política nacional e internacional?

Mas allá de estas nociones, también sabemos que el daño causado al ADN de una célula puede desatar un cáncer. Por ejemplo, cuando alguna sustancia tóxica o cancerígena produce una avería irreparable en el ADN de una célula, eso puede encaminarla a convertirse en una célula cancerosa. Muchas veces el cáncer ocurre porque algún gen importante, al averiarse, pierde su función y se inactiva debido al daño a la estructura de su ADN. Sin embargo, hay otra manera en que los genes pueden perder su función normal, sin sufrir daño estructural a su ADN.

A mediados del siglo 20, el biólogo escocés Conrad Waddington, acuñó el término "epigenética" para describir el fenómeno de activación e inactivación (un "prende y apaga") de los genes. Se podrán imaginar los grandes logros que alcanzaríamos si pudiéramos silenciar los genes malos y activar los buenos.

Eventualmente estos hallazgos abrieron un nuevo campo de investigación que nos ha revelado muchísima información para entender mejor cómo se desarrolla un tumor maligno, sin sostener daño alguno en su ADN. Se ha encontrado que estos cambios epigenéticos son mucho más comunes como causa del cáncer que los daños estructurales al ADN causados por mutaciones.

Además de ayudarnos a entender el proceso por el cual se desarrolla un cáncer, la epigenética nos ha permitido incrementar el desarrollo de nuevos fármacos que son capaces de prender o apagar los genes involucrados en la formación de algunos tipos de cáncer. Al llevar a cabo su función, estos medicamentos pueden destruir las células malignas.

Los genes se activan o inactivan a través de un proceso químico conocido como "metilación", que ocurre en su superficie, sin alterar la estructura interna. Una disminución en la "metilación" puede activar algunos genes perversos capaces de causar cáncer, mientras que por el contrario, el aumento de metilación resulta en el "apagamiento" de algunos genes buenos cuya función es evitar la formación de tumores. Lo ideal entonces es "metilar" los genes malos para inactivarlos, y disminuir la metilación de los buenos, para activarlos de manera que puedan suprimir la formación de tumores.

Cuando ocurre un daño pequeño en un gen, la avería puede ser reparada por la célula, pero cuando el daño es grande, los mecanismos responsables de repararlo pueden abrumarse y no funcionar apropiadamente. Una vez esto ocurre, el proceso es irreversible y puede desencadenar un cáncer. Por el contrario, las anormalidades producidas por cambios epigenéticos (en la superficie del gen), son totalmente reversibles, ya sea por medio de alteraciones en nuestro estilo de vida como es la dieta, o por medicamentos que se han desarrollado recientemente. Estos cambios de estilo, al igual que algunos medicamentos, pueden restituir estas averías por medio de la "metilación" o "desmetilación" de los genes.

La estudiante británica candidata a doctorado en bioquímica, Rachel Fellows acaba de publicar un estudio donde demostró una curiosa relación entre la dieta y ciertos cambios epigenéticos. Su análisis reveló que una dieta alta en frutas y vegetales puede facilitar que las bacterias de nuestra flora intestinal produzcan sustancias químicas conocidas como ácidos grasos, los cuales apagan y prenden algunos genes ayudando así a prevenir el cáncer de colon. De nuevo nuestras bacterias intestinales son las protagonistas de este relato. Estos ácidos grasos, muy beneficiosos, se liberan en el interior de las células del intestino y actúan tomando el control de ciertos genes. ¿Y cómo toman control de estos genes? Pues suprimiendo una proteína llamada HDAC2 que puede causar cáncer de colon.

El campo de la terapia epigenética está todavía en pañales. Entre las nuevas medicinas contamos ya con seis aprobadas por el FDA, que se usan mayormente para enfermedades malignas de la sangre, incluyendo linfomas. Estas medicinas se pueden dividir en dos tipos: inhibidores de metilación e inhibidores de una proteína conocida como HDAC. En última instancia, el efecto de estas dos categorías de medicamentos es el mismo: la supresión de los genes malos y la activación de los buenos como lo son los llamados supresores de tumores. No obstante, el problema con estos fármacos sigue siendo la precisión. Son muchos los genes implicados en el proceso del desarrollo de un cáncer, y no hemos logrado todavía activar exclusivamente los genes buenos y silenciar los malos. En otras palabras, no hemos logrado ser suficientemente selectivos, evitando afectar otros genes. No obstante, el campo sigue progresando y evolucionando.

El oncólogo Stephen Baylin de la Universidad de Johns Hopkins está experimentado con la terapia epigenética contra el cáncer de pulmón. Usando ciertas preparaciones medicinales, pudo activar algunos genes importantes para el sistema inmune, robusteciendo el efecto de la inmunoterapia, así demostrando en el laboratorio la oportunidad de combatir mejor ese temible cáncer en el futuro.

En otro estudio, el científico estadounidense J.H. Kalin y sus colaboradores pudieron combinar dos medicamentos epigenéticas en un solo compuesto, logrando un ataque dual contra el tumor. Este compuesto lleva el nombre Corin y demostró una actividad impresionante en inhibir la proliferación de células de dos tipos de cáncer de la piel, con muy pocos efectos nocivos. Este estudio destaca el desarrollo de una nueva clase de fármacos sumamente prometedores. El nuevo concepto se caracteriza por su capacidad de atacar dos dianas terapéuticas simultáneamente y ofrece oportunidades únicas para el desarrollo de otros compuestos similares en un futuro.

Con el permiso del compositor Kike Santander, me atrevo sugerir unos cambios ligeros a su pegajoso hit musical interpretado por Gloria Estefan, *Vamos abriendo puertas*:

"Como a través de la selva
Se van abriendo caminos

Así también en la ciencia
Se va labrando el destino

Y vamos abriendo puertas
Y vamos cerrando llagas

Porque en el año que llega
Vamos a lograr hazañas"

En fin, con la droga Corin parece ser que estamos cabalgando. Esperemos que su futuro sea tan prolífico como el de la novelista asturiana Corín Tellado, pero más sustancioso y menos romanticón.

Columna #15

Un poco más sucios... y más sanos

Publicada 15 abril 2018

"Hace 70 años los niños tenían una relación más estrecha con el sucio que la que tienen hoy día. Como resultado del contacto diario con la tierra, se infectaban con gusanos. Y eso era bueno." ¿Cuándo y quién dijo esta aparente barbaridad?... Pues nada menos que el Dr. Joel Weinstock en 1999, un respetado investigador, experto en la enfermedad de Crohn y la colitis ulcerosa, denominadas enfermedades inflamatorias del intestino (EII). Veamos por qué lo dijo.

Resulta que las enfermedades digestivas son sumamente raras en países donde predominan los parásitos intestinales. Sin embargo, en los países industrializados, donde casi nadie padece de parásitos, son muy comunes y están en aumento. Los gusanos que se esconden en el intestino de algunas personas pueden ser repugnantes, pero parece que nos protegen de EII.

Basado en estos datos, Weinstock condujo en 2005 un estudio clínico en humanos, en el cual daba a tragar gusanos *Trichuris suis* a la mitad de 54 pacientes con EII, mientras a la otra mitad le daba una sustancia inerte, conocida como un placebo. Quizas no deba sorprendernos que los pacientes tratados con el parásito mejoraron significativamente.

En 2016, Ken H. Cadwell publicó en la prestigiosa revista Science que ciertos parásitos alteran la flora intestinal bacteriana en ratones de forma tal que predomine una bacteria de nombre Clostridio por encima de otra llamada Bacteroides.

La primera bacteria tiene efectos antiinflamatorios, mientras que la segunda tiene propiedades proinflamatorias, lo cual explicaría como los gusanos pueden protegernos de EII. Los hallazgos del estudio explican que los parásitos producen sus beneficios indirectamente a través de su impacto sobre la mezcla de microbios en los intestinos.

En 1976, a John Gerrard, un médico pediatra, le había llamado la atención que en la ciudad donde él vivía, en Canadá, las personas blancas tenían una frecuencia muy alta de enfermedades alérgicas como asma y urticaria comparado con comunidades de origen indígena. Estas comunidades indígenas sin embargo padecían frecuentemente de enfermedades causadas por parásitos y bacterias. A él se le ocurrió la posibilidad de que las enfermedades alérgicas eran el precio que los blancos pagaban por no padecer de enfermedades infecciosas.

En Gran Bretaña, un epidemiólogo, David Strachan, llegó a una conclusión parecida. El observó que mientras más numerosas las familias, menos alergias nasales tenían los hijos. Esto le llevó a pensar que estas alergias se evitaban gracias a las infecciones causadas por el contacto frecuente entre los múltiples hermanos temprano durante la niñez. Esto se convirtió en la "hipótesis de la higiene" la cual propone que, en países industrializados, las familias usualmente tienen pocos hijos y por consecuencia los niños se exponen a menos infecciones durante la niñez. A corto plazo, estos niños son más saludables, pero más adelante su "ingenuo" sistema inmune responde con pánico al enfrentarse a sustancias usualmente inocuas como lo son el polen y otros alérgenos. Esta hipótesis con el tiempo evolucionó, y hoy día se considera que no son las infecciones con bacterias dañinas las que protegen, sino que son aquellas bacterias benévolas o amigables que residen en nuestro cuerpo y "educan a nuestro sistema inmune". En otra columna en este diario he discutido con detalle el fascinante tema de la flora intestinal y el sistema inmune.

Columna #16

La flora intestinal y su papel contra el cáncer

Publicada 5 marzo 2017

Es muy poco usual que una revista científica publique el mismo día dos artículos del mismo tema y encima un editorial. Cuando esto ocurre, debe elevarle las cejas a cualquiera y mucho más si ocurre en una revista de muy alto calibre como lo es *Science*. El tema tan ardiente de atención fue el vínculo entre el sistema inmune y los gérmenes que habitan nuestro intestino, que conocemos como la flora intestinal. Admito que no sabía que existía tal relación, pero un colega, el urólogo-oncólogo Dr. Ricardo Sánchez, me alertó sobre esto. Rápidamente acudí a la revista y lo que leí me dejó boquiabierto.

El sistema inmune cada día recibe más atención en cuanto a su importancia en el tratamiento del cáncer. Antes de adentrarme en el tema es necesario dar algo de trasfondo. Sabemos que de la misma forma que ese sistema controla las infecciones, también es capaz de dominar el cáncer. Al hacer contacto con los linfocitos del sistema inmune en los llamados puntos de control, los tumores son capaces de paralizar estas células, evitando ser atacados por ellas. En la oncología, el descubrimiento de los puntos de control inmune ("immune checkpoints") ha sido uno de los más importantes en las últimas décadas y me atrevo predecir que se le otorgará un Premio Nobel de Medicina a su descubridor, el carismático Dr. Jim Allison, proveniente de Alice, un pueblito de 20,000 habitantes en el sur de Texas.

Si mi predicción se cumple, Jim Allison, jefe de Inmunología del

Hospital MD Anderson, será el primer Premio Nobel en haber fracasado varias veces durante sus estudios de maestría. Si no le gustaba una clase, simplemente dejaba de asistir y no se daba de baja, sino que no se presentaba al examen. También sería el primer Nobel en haber tocado la armónica con su ídolo, el famoso cantante de country music, Willie Nelson, y el primero en ser líder de una banda musical de jazz blues llamada "The Checkpoints". Cuando Allison solicitó ingreso para estudios de doctorado, no sabían qué hacer, porque su expediente reflejaba A en las clases que le interesaban y F en las demás. Para dicha de la humanidad, lo aceptaron, y basándose en sus descubrimientos, se ha logrado diseñar tres drogas de inmunoterapia, las cuales han tenido un impacto en el manejo de tumores tales como la enfermedad de Hodgkin, el melanoma de la piel, el cáncer de pulmón, el cáncer de cabeza y cuello, colon, vejiga y riñón.

Hace ya tiempo se descubrió que la flora intestinal es importante para el desarrollo del sistema inmune en ratas. Y en humanos, algunos trastornos autoinmunes se relacionan con la flora intestinal. Por ejemplo, pacientes con la enfermedad de Crohn al igual que aquellos con colitis ulcerosa, ambas enfermedades autoinmunes, se han tratado exitosamente cambiándoles la flora intestinal por medio de un trasplante de heces fecales de una persona sana, procedimiento no muy agradable, pero que pronto se sustituirá por "bacterioterapia", utilizando una fórmula de bacterias libre de heces fecales.

Pero lo más novel y fascinante son los experimentos recientes en animales, los cuales han demostrado que a veces estas nuevas drogas de inmunoterapia fallan porque el sistema inmune antes de echar a andar necesita encenderse igual que el motor de un carro. Y ahí es que surge el segundo descubrimiento, de gran potencial para el tratamiento del cáncer. Sorprendentemente, la ignición que lo prende es la flora intestinal que estimula las células dendríticas, esenciales para activar el sistema inmune. La flora intestinal de cada persona consiste de una mezcla única de bacterias y al parecer algunas combinaciones de estos microbios son mejores que otras. Si dicha flora no contiene la combinación idónea, el sistema inmune falla en encenderse y por ende las drogas de inmunoterapia no funcionarán.

Estos datos se pueden criticar por provenir exclusivamente de animales experimentales, pero tan reciente como nueve días atrás, Vancheswaran Gopalakrishnan presentó un trabajo importante proveniente de MD Anderson, confirmando por primera vez este descubrimiento en 221 pacientes con melanoma metastásico tratados con inmunoterapia. Su estudio ratificó que aquellos cuya flora intestinal era diversa, no solo respondieron mejor al tratamiento, sino que también las respuestas duraron más. Además, demostró la presencia abundante de dos bacterias en específico en los pacientes que respondieron al tratamiento. Estas bacterias beneficiosas son de la familia de los *Clostridios* y todavía más prominente las de las *Ruminococcaceae*. Finalmente, detectó que aquellos pacientes con abundancia en su flora intestinal de otra bacteria de nombre *Bacteroides,* no respondieron bien a la inmunoterapia y por tanto concluye él que esta última se puede considerar como un germen perjudicial.

Otros datos que comprueban la importancia de la diversidad de la flora intestinal es que las personas delgadas tienen una flora más diversa que los obesos, y sabemos que la obesidad correlaciona con un riesgo más alto de cáncer. De interés también es que, si se le trasplanta la flora intestinal de una rata obesa a una delgada, esta última engordará y lo contrario también ocurre.

Esto me provoca una serie de interrogantes como, por ejemplo, ¿Hay algunos antibióticos que disminuyan más la diversidad de la flora y que por tanto debiéramos evitar? ¿Será necesario en el futuro un análisis de la flora intestinal de los pacientes de cáncer antes de tratarlos con inmunoterapia? ¿Será deseable administrar de forma preventiva algunos probióticos que se consiguen fácilmente en las farmacias? Esta última pregunta es de suma importancia y será el tópico de la próxima columna.

El intestino contiene entre dos a cinco libras de microbios y cientos de diferentes bacterias, hongos y virus, pero a nadie se le había ocurrido que, si las vísceras contienen tantos gérmenes, por una trascendental razón será. Ya sabíamos que algunas de estas bacterias producen vitaminas. No obstante, se pensaba que la mayoría no producían nada provechoso, pero si el proceso de evolución les permitió a esas bacterias crecer y vivir en el intestino es porque estas nos colonizan para ayudarnos y no para enfermarnos. Esto es así, aunque vaya en contra de nuestro concepto tradicional de una colonia.

En otras palabras, no todos los gérmenes colonizadores son malos; hay muchos que residen en nuestro cuerpo con algún propósito provechoso y primordial. ¿Cómo es posible que hayamos sido tan torpes en no reconocerlo antes?

Al parecer, el pasar del campo fangoso a las urbanizaciones de concreto con alimentos desinfectados y agua aséptica, no ha sido una buena decisión. Pero no solo es esto ni tampoco el menor número de hijos lo único que se asocia con menos salud, sino que también sabemos que las mascotas contribuyen de una forma positiva. La Dra. Susan Lynch, de la Universidad de California, se inspiró en un estudio que demostró que las personas que pasaron su primer año de vida en un hogar con perros o gatos tenían menos probabilidad de desarrollar alergias cuando adultos. En 2010, su equipo científico demostró que el polvo que existe en las casas con perros (y, en menor medida, gatos) alberga una gama más amplia de bacterias que el polvo de las casas sin mascotas. Y la mayoría de estos microbios eventualmente se asientan en nuestro intestino, otra contribución del mejor amigo del hombre ...y de la mujer también.

Dado que estudios anteriores habían demostrado que los microbios intestinales pueden influir el sistema inmune, Lynch razonó que las mascotas podrían cambiar la propensión de sus dueños a las alergias al afectar los microbios en el polvo de la casa y, por lo tanto, en sus intestinos. Para probar esta hipótesis, inoculó ratones con muestras de polvo recolectadas en dos hogares: uno con un perro y otro sin mascotas. Cuando los ratones ingirieron el polvo del hogar con perro, mostraron menos reacciones alérgicas y menos inflamación en sus vías respiratorias. También demostró que las muestras provenientes de la casa con perro cambiaron las comunidades de microbios en el intestino de los roedores, aumentando el número de bacterias. En particular, lo enriquecieron con un tipo de bacteria, Lactobacillus johnsonii. Y por si ustedes tienen un perro que se come la excreta de otros, sepan que es una buena forma de aumentar y diversificar su flora intestinal, lo cual es beneficioso. Estos hallazgos podrían resultar en nuevas estrategias para tratar enfermedades intestinales si logramos descubrir una forma de imitar los efectos de los bacterias y parásitos de la flora intestinal.

Todas esas sospechas se han afirmado recientemente cuando se observó en otro estudio que el riesgo de desarrollar asma aumenta 50% en bebés que reciben antibióticos antes de cumplir seis meses.

Y moviéndonos al tema de cáncer, el riesgo de adquirir la enfermedad de Hodgkin, un tipo de linfoma maligno que ataca predominantemente a adolescentes y adultos jóvenes, se asocia con un tamaño familiar pequeño y una educación materna relativamente alta. Esto es compatible con la hipótesis de higiene que propone que la exposición temprana a microbios es ventajosa. En el caso de Hodgkin, esta enfermedad en muchos casos se ha asociado con el virus de Epstein-Barr. Se piensa que mientras más temprano se infecte el niño con este virus, también causante de la mononucleosis infecciosa, pues menor el riesgo de desarrollar Hodgkin.

Recuerdo que cuando yo me criaba, los muchachos nos bañábamos en la laguna del Condado en una época en que las aguas negras de Miramar descargaban allí. También pescaba en esa laguna y hasta comía ostras que sacaba de allí. Y de adulto, cuando revivía esos días, pensaba ¡qué horror… las barbaridades que cometíamos! Ahora no me horrorizo… al contrario, me alegro.

Nos dice la biblia: "Amarás a tu prójimo como a ti mismo", aunque el prójimo nos traiciona de cuando en vez. Y yo añado que el prójimo debe incluir a los microbios aunque nos puedan traicionar y enfermar. En resumen, mejor bacteriófilo que bacteriofóbico. **Pero por favor no corran a bañarse en aguas negras ni a comer gusanos. Y tampoco a bañarse a la laguna del Condado... hace tiempo la descontaminaron. Aunque quizás debiéramos ser menos estrictos con los niños y no regañarlos cuando recogen algo del suelo y se lo llevan a la boca. Después de todo es un instinto natural. Por algo lo hacen, ¿no? En fin, es un equilibrio muy delicado y difícil de alcanzar.**

Y a pesar de que los datos señalan que no debemos bañarnos todos los días porque esto elimina las bacterias buenas de la piel, se me hace difícil recomendar que en el trópico no nos bañemos diariamente. Usted que prefiere: ¿oler mal o tener buenas bacterias en la piel? En el futuro seguramente tendremos un spray de bacterias para rociarnos después del baño.

Parte II: Tratamientos no comprobados científicamente

Columna #17

¿Sirve el "turmeric" para combatir el cáncer?

Publicada 18 febrero 2018

En Asia, la cúrcuma ("turmeric" en inglés) se usa para sazonar prácticamente todos los platos de la exquisita cocina india. Es el ingrediente más importante en el curry, una mezcla de especias algo picante.

No solo se usa para sazonar, sino que por siglos se ha usado para tratar incontables trastornos médicos, que van desde el dolor de garganta hasta las fracturas de huesos o la viruela. Pero la historia moderna de la cúrcuma como compuesto anticanceroso comienza en 1987, cuando un científico originario de la India, que trabajaba en una prestigiosa farmacéutica norteamericana, aísla y purifica por primera vez una molécula de nombre TNF. Más adelante se descubre que el TNF es un activador de otra molécula todavía más importante en la lucha contra el cáncer, la NF-kB. Esta última está implicada en el crecimiento y origen de muchos tumores malignos.

El significativo descubrimiento le dio al científico las credenciales necesarias para trabajar en uno de los centros de cáncer más importantes de Estados Unidos. Allí continuó sus experimentos y patentizó la cúrcuma como un inhibidor de NF-kB. Desarrolló una exitosa carrera que se ha caracterizado por una productividad asombrosa, con 590 trabajos científicos publicados en numerosas revistas de prestigio. En 2004 fundó una compañía con el nombre de un sabroso ingrediente de la cocina india.

¿En qué consistían los hallazgos experimentales asociados con esta prolífica carrera académica? Al menos 107 de los 590 trabajos se relacionaban con la cúrcuma y sus efectos anticancerosos, pero también incluían varios acerca de la eficacia de esta especia contra el virus del VIH, artritis, diabetes, Parkinson, Alzheimer y muchos procesos inflamatorios, incluyendo la colitis ulcerosa. En fin, la cúrcuma parecía ser una panacea entregada a los indios por Dios.

El científico comenzó a aparecer en programas de radio donde promovía su descubrimiento de la cúrcuma, llamándolo "el oro sólido de la India", y hasta publicó un libro de recetas basadas en cúrcuma con fotos muy atractivas dirigidas al público laico. También encontró que otras especias que son parte del curry, como el cilantro, la pimienta, la canela y el jengibre, tenían efectos anticancerosos. Yo hasta ahora no conozco ninguna droga curalotodo. Todas estas señales desde temprano debieron haber levantado una bandera de sospecha. Cuando algo te suena demasiado bueno para ser real, probablemente es demasiado bueno para ser real.

Lo cierto es que él pensaba que todo iba de cine, o como decimos en Puerto Rico, todo iba de show. Sin embargo, en 2012 comenzaron a surgir dificultades en su paraíso. Algunos colegas lo denunciaron por fraude. Para colmo de males, sus reclamos de que la cúrcuma era un potente producto anticanceroso y que en el laboratorio no había ningún cáncer que se le resistiera, no se pudieron traducir a la clínica cuando en dos estudios, uno en el cáncer conocido como mieloma múltiple, y otro en cáncer de páncreas, las respuestas antitumorales fueron prácticamente nulas. Pero siempre había una excusa: o era que había que combinar la cúrcuma con otros inhibidores de NF-kB, o era que no se absorbía bien en el intestino y había que buscar otras formas de atacar el problema.

Las sospechas de sus colegas posiblemente expliquen los resultados tan "positivos" en sus experimentos de laboratorio: alegadamente él estaba falsificando datos. Tres revistas científicas retractaron 18 de sus publicaciones, y la validez de 65 de sus escritos ha sido cuestionada por sus compañeros de trabajo.

Siempre he calificado y considerado como un misterio inexplicable el que científicos serios como Linus Pauling, ganador de dos premios Nobel, culminen su carrera malmirados por llegar a conclusiones sin base científica, como es el caso con la alegada actividad antiviral y anticancerosa de la vitamina C. Otro ejemplo es el del Dr. Peter Duesberg, virólogo brillante, que se consideraba como candidato a un Premio Nobel hasta que se le ocurrió la idea de que el SIDA no era causado por el virus de VIH, al que consideraba inocuo. Según su hipótesis, la causa del SIDA era el uso de drogas ilegales.

Creo que parte de la explicación para este fenómeno está en lo que yo denomino como el "Síndrome de Miguel Ángel". Cuando el célebre artista renacentista terminó de esculpir su muy conocida y admirada estatua de Moisés, estaba tan enamorado de su creación que llegó a pensar que la escultura era humana y no de piedra. Por eso la golpeó con un martillo y le gritó: ¡Habla! Lo mismo le pasa a estos científicos cuya lógica distorsionada los lleva a conclusiones sin base científica.

El científico quedó enamorado de su creación, en este caso la hipótesis de que la cúrcuma cura el cáncer, y decidió que no eran necesarios más estudios clínicos de esa especia proveniente de su país. Después de tantas décadas de empeño e interés, terminó tan enamorado como Miguel Ángel de su estatua de Moisés, y pensó que no era necesario perder el tiempo comprobando su hipótesis en humanos. Si no es necesario invertir tiempo y esfuerzo, ¿por qué no inventarse los datos y así se avanza más? Y si añadimos a este síndrome un incentivo económico, como es la compañía que fundó, tenemos una buena explicación para el enigma.

Entonces es natural que preguntemos ¿para qué sirve el "turmeric"? Definitivamente es excelente para los sabrosos platos clásicos de la cocina india, incluyendo pollo al curry, "tikka masala" y pollo "tandoori". Mas allá de eso no se ha reportado ningún otro beneficio.

Una cosa más: si eres de los exagerados que piensas que un poco es bueno, y que mucho es todavía mejor, alerta que no se te vaya la mano… algunas personas han reportado que consumir cúrcuma en exceso puede causar que tu cuerpo huela a orín de gato.

Columna #18

La guanábana, los asteroides, y el cáncer

Publicada 9 octubre 2016

Confieso que estoy preocupado por las profecías de un medio colega mío, un profeta oncólogo del patio. Digo medio colega porque soy oncólogo, pero no profeta. Dios no me habla todos los días en el baño como lo hace con este oncólogo, y no me da información de las catástrofes que ocurrirán en Puerto Rico, ya que, según él, "Dios tiene mucha ira con la corrupción" y otros vicios puertorriqueños.

Este profeta médico, vinculado al clan de la Vitamina C y a la naturopatía china, auguró que en la noche del 23 de septiembre (y también en los meses sucesivos) caerían en la Isla asteroides que causarían terremotos, tsunamis y plagas como el Zika, el Dengue y el Chikungunya. No es necesario ser profeta para vaticinar que la más reciente plaga, el virus Mayaro, que ya llegó a Haití pronto estará en Puerto Rico. Sin embargo, a Dios se le olvidó hablarle del Mayaro. Tampoco entiendo porque las conversaciones de este oncólogo con Dios solo tratan de bolas de fuego y otros temas violentos, apocalípticos pero nunca de asuntos menos sanguinarios como, por ejemplo, de cómo curar el cáncer con la guanábana o la fruta del árbol de graviola "que es un producto milagroso capaz de matar las células cancerosas. Es 10,000 veces más potente que la quimioterapia".

Así, con esa línea, comienza un correo electrónico que se empezó a diseminar hace ya por lo menos seis años, y que ha capturado la atención de muchos pacientes con cáncer. Continúa el correo de esta forma: "Así que de ahora en adelante usted puede ayudar a un amigo que lo necesite, haciéndole saber que le conviene beber jugo de guanábana para prevenir la enfermedad... y por supuesto no produce los horribles efectos de la quimioterapia". ¿Cuánto de esto es verídico? Pues tengo que admitir que una parte sí lo es. La guanábana definitivamente no tiene los efectos fuertes de la quimioterapia y además es más sabrosa.

¿Qué bases científicas tiene todo esto? Ahora en serio, revisemos lo que se conoce de la guanábana y sus propiedades anticancerosas. ¿De dónde provienen estos datos? Pues en 1996 se publicó un artículo procedente de la Universidad de Purdue en Indiana, donde describían que un extracto de la planta de guanábana era 10,000 más potente que la droga adriamicina contra células de cáncer de colon cultivadas en un tubo de ensayo. Pero, espere, también hay datos de la Universidad de Nebraska donde usaron pastillas de graviola (guanábana) administradas a ratones a los cuales se les había inyectado con cáncer de páncreas humano. Este estudio, muy bien conducido, demostró que los tumores disminuían en tamaño y las células malignas morían. El próximo paso lógico sería hacer un estudio clínico para determinar si la graviola tiene el mismo efecto antitumoral en humanos. Aquí es donde nos quedamos cortos, porque los estudios clínicos no se han hecho por la razón que sea. Son varias las explicaciones que se han invocado, pero éstas son las principales:

1. Que a las farmacéuticas no se les permite patentizar la planta por ser natural. Esto no es correcto.
2. Que las farmacéuticas quieren producir una versión sintética del compuesto activo de la graviola, y por ende están intentando enterrar los datos de su actividad antitumoral hasta tener el producto sintético en el mercado.

En mi opinión, ninguna de las dos versiones es correcta.

Hoy día, las farmacéuticas no tienen interés en desarrollar drogas de la forma habitual, que consistía del método de ensayo y error, en ingles "trial and error". Esto significa que se investigaban miles de productos químicos en tubos de ensayo y cualquiera de ellos que demostrara actividad antitumoral, se llevaba entonces a estudios clínicos en humanos. Era un método muy caro y engorroso, porque la gran mayoría de los productos que se investigaban en ensayos clínicos no daban resultados favorables. Predecir la capacidad antitumoral de un producto en humanos, basándonos en experimentos en animales de laboratorio no es un método muy útil.

En la actualidad, el desarrollo de drogas nuevas se hace de una forma mucho más racional y metódica, además de más barata. Se determina primero cual es el defecto molecular del tumor y a partir de eso, se diseñan drogas que abordan directamente el defecto. Es lo que conocemos como terapia dirigida. Las drogas que emanan de estos estudios son usualmente menos toxicas que la quimioterapia tradicional. Son muy pocas las farmacéuticas que aún investigan con el método antiguo.

En fin, ¿qué actitud deben asumir los pacientes con cáncer en cuanto al consumo de la planta de guanábana y su fruta? Primeramente, ningún paciente debe abandonar su tratamiento para sustituirlo con la guanábana. ¿Es recomendable entonces usarla conjuntamente con la quimioterapia? Debo señalar que la graviola tiene sustancias antioxidantes. En mi columna anterior discutí los problemas asociados con estos antioxidantes, en particular su interferencia con la acción de la radioterapia y algunas quimioterapias. Por tanto, no recomiendo que se use la guanábana en combinación con radio ni con quimioterapia.

¿Y cuándo, si alguna vez, se debe utilizar? Idealmente bajo las condiciones de un estudio o ensayo clínico, pero no conozco de ninguna entidad interesada en financiar un ensayo clínico con guanábana.

Es razonable y justificado que el paciente cuyo oncólogo le haya asegurado que no tiene opciones, porque todos los tratamientos han fallado, intente el tratamiento con la guanábana. Si bien es cierto que no hay forma de evaluar la eficacia de esta fruta sin un estudio formal, con probar no se pierde nada. Al contrario, la guanábana es un gran alimento y una riquísima fruta tropical.

Y antes de apuntar su telescopio al cielo en busca de esos nefastos asteroides, primero disfrute de una buena batida o champola de guanábana.

Un buen palo de moringa para su patio

Publicada 24 junio 2016

La moringa hizo su aterrizaje en Puerto Rico hace unos cuantos años, pero la historia de este árbol medicinal no es nada nuevo. El arbusto comestible conocido científicamente como *Moringa oleífera*, se conoce desde hace siglos, cuando se descubrió en el Himalaya y de ahí se extendió a través del mundo asiático, llegando finalmente al trópico donde se da muy bien su cultivo.

Fue por medio de mis pacientes que me enteré que el uso principal de la moringa en Puerto Rico, es el de medicina alternativa para tratar el cáncer. Existen un sinnúmero de estudios que indican que esta planta tiene efectos anticancerosos en células malignas en experimentos de laboratorio. Esto nadie lo ha cuestionado, pero de lo que carecemos es de estudios en humanos, lo que llamamos "ensayos clínicos" que nos confirmen que lo que ocurre en el laboratorio se puede traducir a la vida real de los pacientes. Eso se da pocas veces. Hasta el presente, no podemos recomendar la moringa para tratar ningún tipo de cáncer. Aunque seguramente habrá personas que estén dispuestas a dar testimonio de su eficacia, recuerden que los testimonios son válidos en los tribunales, pero no tienen papel alguno como prueba científica, por razones que he explicado antes en estas columnas.

Otras de las propiedades de la moringa, sí parecen están comprobadas.

Utilizando un polvo preparado de la hoja, se ha podido demostrar la eficacia de esa planta para tratar la diabetes. En ocho estudios científicos realizados por diversas instituciones científicas, se demostró que la moringa es capaz de bajar el nivel de glucosa en sujetos diabéticos. ¿De qué forma lo hace? No está del todo claro, pero al menos un estudio demostró que estimula la secreción de insulina por el páncreas. Además de bajar el azúcar, en uno de esos estudios también logró disminuir el nivel de colesterol y triglicéridos.

En vista de estos resultados, cabe preguntarnos ¿qué papel tiene hoy día la moringa en el manejo de la diabetes? Tenemos un sinnúmero de fármacos para tratar esta enfermedad, con un mecanismo de acción similar al de la moringa, y bien comprobadas como eficaces. Cabe preguntarnos: ¿cuál es la ventaja, si alguna, que tienen estos fármacos sobre la moringa? Sencillo: los fármacos se elaboran con un control puntual de cada uno de sus componentes. Contrario a la moringa, cuyas preparaciones son muy primitivas y no se sabe bien cuánto de la sustancia activa estamos administrando cuando se ingiere el polvo de la hoja. A menos que una persona esté ciegamente opuesta al uso de píldoras "artificiales", no entiendo bien cómo cuadra esta planta medicinal en el arsenal terapéutico moderno para la diabetes.

He dejado para el final lo que sin duda es su mayor virtud: las increíbles propiedades nutricionales

El árbol de moringa es fácil de cultivar, resistente a las sequías, y a los seis meses ya produce frutos. En ciertas regiones de África, como Nigeria, se consumen sus hojas como nutrición, especialmente en tiempos de hambruna. Las semillas contienen 333 gramos de proteína bruta, 412 de grasa, y 211 de carbohidrato. El contenido de dos aminoácidos importantes, metionina y cisteína, es excepcionalmente más alto que el de la leche humana, huevo de gallina y leche de vaca. ¿Fabuloso no? Pero antes de que decidan lanzarse a comer moringa, es importante advertirle a los pacientes con problemas renales serios que la moringa tiene un alto contenido de potasio que se puede acumular en la sangre, con consecuencias letales, incluyendo paro cardiaco. Debo también hacer la salvedad de que no existe ensayo clínico alguno que haya probado su eficacia para tratar o prevenir la desnutrición extrema. No obstante, la adopción exitosa de moringa, como producto altamente nutricional, continúa aumentando en varias partes del mundo, especialmente en África.

En una noticia oficial del Gobierno cubano, con fecha del 16 de mayo de este año, se expone que Fidel Castro ya venía trabajando desde 2012 el tema del cultivo de la moringa en Cuba. Fidel concluyó "que en Cuba están creadas todas las condiciones para diversificar y producir masivamente la moringa", y agregan que "como todos los proyectos del Comandante en Jefe han sido muy innovadores, las personas comenzaron a interesarse, propiciando un redescubrimiento de la moringa oleífera". Resultado: ya en muchos de los patios cubanos crece un árbol de moringa.

La moringa es un "galactogogo" lo que significa que aumenta la producción de leche. Los cubanos argumentan que "ante los problemas que ocasionan las largas sequías en la zona ganadera de Camagüey, se comenzó el uso de la moringa como alimento y nutriente para el ganado. Como primer beneficio palpable, se ha logrado mantener la producción lechera. Es reconocida la influencia del árbol en la mejora de la producción lechera". Si esto se ha comprobado científicamente, no estoy seguro, pero aparte de si usted se lo cree o no, si odia a Fidel o lo adora, o le es indiferente, lo que no podemos criticar es su imaginación, su creatividad e iniciativa en parir proyectos para el país.

Las mujeres en el antiguo Egipto frotaban las semillas de moringa en sus vasijas de arcilla con el fin de aclarar el agua turbia. Recientemente se descubrió que esta capacidad de la planta se debe a una molécula llamada *proteína catiónica*, que mata los microbios y hace que se depositen en el fondo junto con otros contaminantes, mejorando así la transparencia y calidad del agua. El congresista Orrin Hatch, que anda pidiendo transparencia al Gobierno de Puerto Rico, debiera recomendarle a nuestros gobernantes una dieta alta en moringa.

Y la Junta de Control Fiscal, en vez de seguir recortando el presupuesto de nuestra universidad nacional y eliminando leyes favorables a la clase obrera, quizás pueda añadir el cultivo de la moringa a nuestro presupuesto gubernamental, como misericordiosa alternativa para combatir el hambre que eventualmente se genere. ¿Qué tal sabrá un arroz con moringa? Pero gente, no se sienten a esperar que esto ocurra. No podemos depender del Gobierno y mucho menos de la Junta.

Empecemos ya por sembrar un palito de moringa en cada patio… por si las moscas.

Columna #20

La vitamina C: Where's the beef?

Publicada 23 julio 2017

Hace unos días me invitaron a participar en el programa de TV *Ahí está la verdad*, para hablar acerca del tema de la vitamina C. Cuando las entrevistas son grabadas, siempre les cortan un buen trozo. Esto es inevitable y comprensible dadas las limitaciones de tiempo. Después de salir al aire, en las redes sociales se comentaba que habían dejado fuera muchos de mis comentarios. Y así mismo fue. Por eso aquí les narro lo que dije, y algunas otras ideas que se quedaron en el tintero.

En mis tertulias con el público en el Auxilio Mutuo recientemente charlamos acerca de la evidencia necesaria para abrazar un producto como efectivo. Se me hizo evidente que pocas personas comprenden la diferencia entre la evidencia científica rigurosa, y el simple testimonio o referencia anecdótica.

Acerca de la eficacia de la vitamina C para combatir el cáncer en humanos, se han publicado cuatro estudios. Solo uno fue favorable para la vitamina, en los tres restantes resultó un fracaso. El único estudio positivo, escrito por los doctores Cameron y Pauling, fue de índole retrospectiva. ¿Y esto qué significa?

Existen dos grandes categorías de estudios científicos: los prospectivos y los retrospectivos. El más riguroso de todos es el estudio prospectivo fase III, lo que quiere decir que se planifica de antemano, y se escribe un protocolo que guía al investigador en cuanto a cada paso, incluyendo las drogas y las dosis a usarse. A la mitad de los pacientes se le asigna al tratamiento experimental, y lógicamente lo llamamos el grupo "experimental", que en este caso sería el que recibe la vitamina C. A la otra mitad se les da el tratamiento estándar y este constituye el grupo que llamamos de "control" y que sirve para comparar con el experimental. La selección del tratamiento se hace al azar para asegurarnos de que los dos grupos son comparables, y que uno de ellos no va a estar compuesto de pacientes más jóvenes o con enfermedad menos grave. Luego se conduce un análisis estadístico riguroso para determinar si el tratamiento experimental fue superior, igual o inferior al tratamiento estándar. El último paso es publicar los resultados en una revista prestigiosa, que antes de aceptar el manuscrito lo hace revisar por expertos.

En cuanto a la vitamina C, de los cuatro estudios el que fue favorable era del tipo menos riguroso. No obstante, cada vez que se publica un estudio negativo, los defensores de esta "terapia" le encuentran alguna falla. Después de tantos pacientes estudiados, habría que preguntarse: ¿Por qué no conducen ellos mismos algún estudio prospectivo para intentar refutar los resultados negativos que han salido hasta ahora?

- **¿Cuál es el peligro de la vitamina C?**

Esta vitamina, al igual que la A y la E, son antioxidantes que neutralizan las moléculas conocidas como radicales libres. Contrario a lo que se piensa, las radicales libres pueden ser beneficiosas porque matan células cancerosas y por tanto es mala idea neutralizarlas.

Existen tres estudios rigurosos, prospectivos, que establecieron que el uso de estas vitaminas antioxidantes en vez de evitar el cáncer, resultaron en más casos de la enfermedad. Muchos pacientes piensan que el usar estas vitaminas durante la quimioterapia y la radioterapia es buena idea, pero no es así: no se deben utilizar porque en teoría pueden interferir con el proceso de eliminar las células malignas.

Pero el peligro más grande de usar estas sustancias estriba en que algunos pacientes se enamoran de estas vitaminas por sus efectos poco tóxicos y abandonan el tratamiento convencional, muchas veces con el aval del practicante. Hemos manejado ya varios casos en que ha ocurrido esto y luego nos llega el paciente con una recaída de consecuencias fatales, como es la metástasis. En el caso de una joven con linfoma que abandonó su tratamiento, la consecuencia fue una catastrófica compresión del cordón espinal que le causó parálisis. Esto es todavía más lamentable si sabemos que, con la medicina convencional, el tumor se hubiese podido curar.

En Europa se procesa legalmente a los profesionales que promueven prácticas no convencionales que ocasionan secuelas funestas. ¿Por qué no ocurre esto en Puerto Rico? También es poco usual que los pacientes los demanden por impericia. Quizás el público desconoce que a los naturópatas se les requiere un seguro de impericia por $100,000, idéntico al de los médicos.

Hasta el día de hoy, no existe ningún estudio riguroso **que pruebe que la vitamina C funcione ni para combatir, ni para prevenir el cáncer, ni tampoco para mejorar la calidad de vida de pacientes con esta enfermedad.** Aunque los testimonios favorables abundan, en medicina eso no constituye una prueba científica, pues desconocemos cuantos pacientes se trataron y por tanto no podemos calcular el porcentaje de eficacia. Además, desconocemos la toxicidad y ni siquiera estamos seguros de qué tipo de cáncer, si alguno, tenían esos pacientes. No obstante, los defensores de este producto insisten en convencer al público de sus virtudes, aduciendo que la vitamina C se parece al azúcar y por tanto entra a las células cancerosas, ávidas de azúcar, y las intoxica. También citan estudios en animales o en el laboratorio, pero ya sabemos que más del 90% de estos estudios preclínicos, cuando se llevan a la clínica no funcionan. Los ratones son muy diferentes a los humanos.

Hace muchos años se puso de moda un comercial donde una ancianita con voz chillona preguntaba "Where's the beef?" (¿Dónde está la carne?), una crítica dirigida a los competidores de una empresa que vendía hamburguesas con mucho pan, pero con poca carne. La frase rápidamente se popularizó para cuestionar la falta de sustancia o el engaño detrás de una idea o un producto.

Después de escuchar tantos silogismos por parte de los proponentes de la vitamina C, no puedo más que preguntarme: ¿Where's the beef? Y creo que sé donde está la carne: está en la gran capacidad de esta vitamina para prevenir y tratar el escorbuto, una terrible enfermedad causada por deficiencia de vitamina C y que ha sido erradicada completamente. Aparte de curar el escorbuto, el resto es pan. No veo la carne.

Columna #21

Antioxidantes y el cáncer

Publicada 25 Septiembre 2016

La fuente de la juventud tan buscada por Juan Ponce de León, ciertamente es un dato histórico antiguo, pero todos sabemos que la historia se repite. En 1945 Helen Harman, esposa de un joven científico, le llevó a su marido una copia de la revista Ladies' Home Journal en la que se discutían las causas del envejecimiento. Su esposo quedó fascinado con el tema y luego de graduado de médico, decidió investigar este fenómeno.

Según relató el mismo Dr. Harman, él tuvo una epifanía en la que se le reveló que el fenómeno de envejecimiento era causado por unas sustancias conocidas como radicales libres. Nunca antes se había propuesto esta explicación como la causa del envejecimiento. Al mismo tiempo, su teoría proponía que los llamados antioxidantes eran capaces de contrarrestar y neutralizar las indeseables radicales libres que, según su teoría, causaban el envejecimiento.

En su primer experimento les suministró antioxidantes en la dieta a unos ratones y demostró que estos sobrevivían más tiempo. Poco tiempo pasó antes que otros científicos abrazaran esta teoría y pronto la hipótesis se convirtió en dogma. Así nació la doctrina de las radicales libres como sustancias muy dañinas y los antioxidantes como el antídoto y cura.

Convertir una teoría en dogma es lo más funesto que le puede ocurrir a la ciencia porque puede atrasar todo progreso por años hasta que a alguien se le ocurra confirmar o desmentirlo.

Como es de esperarse, con el pasar del tiempo empezaron a aparecer datos generados por otros científicos que buscaban no rechazar, sino por el contrario, confirmar la teoría, pero tuvieron dificultad en replicar los descubrimientos de Harman.

Ya para la década del 70 empezaron a publicarse estudios que demostraban que los antioxidantes no prolongaban la vida de los animales experimentales. De hecho, científicos de renombre tales como Richardson y Buffenstein encontraron exactamente lo inverso a Harman: los animales que tenían los niveles más bajos de antioxidantes vivían mucho más tiempo que los demás. Al principio, a ellos mismos se les hizo difícil aceptar sus hallazgos por ser tan contrarios al dogma establecido y por ende repitieron los estudios, pero encontraron los mismos resultados una y otra vez. De repente despertaron… ¡"El emperador estaba desnudo"!

> El cáncer, igual que el envejecimiento, se ha atribuido también a las radicales libres. Estas moléculas, en altas concentraciones pueden ser dañinas al ADN de las células y se piensa que este daño puede transformar las células normales en malignas.

Lógicamente los antioxidantes han sido promovidos como medidas preventivas contra el cáncer. Los más aclamados y vendidos son la vitamina A, C, E, zinc y el selenio. Se han conducido un total de nueve estudios en varios países, todos bien diseñados con el propósito de determinar si estas sustancias ayudan en la prevención del cáncer. Todos los pacientes han sido ya seguidos a muy largo plazo. Los tumores estudiados incluyen cáncer en general, pero específicamente también cáncer de esófago, estómago, pulmón y próstata.

Entre los antioxidantes estudiados están la vitamina E y el selenio para el cáncer de próstata, y la vitamina A para cáncer de pulmón. Ninguno de los estudios pudo demostrar que los antioxidantes eran capaces de prevenir el cáncer. No obstante, lo más preocupante fue que en tres de estos nueve estudios, la frecuencia del cáncer en vez de disminuir, aumentó significativamente.

Un estudio conducido en Francia demostró un aumento de la frecuencia de un cáncer de piel agresivo llamado melanoma en mujeres. Este estudio usó vitamina C (120 mg), vitamina E (30 mg), beta-caroteno (6 mg), selenio (100 mg) y zinc (20 mg).

Además, en otro estudio llamado SELECT también se registró una incidencia más alta de cáncer de próstata en aquellos sujetos tratados con vitamina E 400 IU (260 mg) al día comparado con los que no recibieron vitamina E. En otro estudio usando una dosis menor de 50 IU (35 mg) de vitamina E, no se observó un aumento en cáncer de próstata.

En el estudio denominado CARET diseñado para la prevención de cáncer de pulmón también se registró una incidencia más alta de ese tipo de cáncer y una mayor mortalidad en aquellos tomando los antioxidantes Vitamina A y beta caroteno.

- **¿Existe alguna preparación de antioxidantes mejor que otra?**

Podemos concluir que el concepto de que las vitaminas antioxidantes disminuyen el riesgo de cáncer y que ayudan a curar al paciente con cáncer es erróneo, pero la industria de las vitaminas es enorme y se calcula que en EE.UU. alcanza un total de $37,000 millones anualmente, equivalente a la mitad de la deuda de Puerto Rico.

El mercadeo para promover estas sustancias antioxidantes es gigantesco, lo cual ha logrado que muchas personas continúen tomándolas a pesar de que los datos científicos indican que no solo no son útiles, sino que, al contrario, pueden ser nocivas. Aparte de esto, hay que reconocer que por más que nos bombardeen con anuncios engañosos alegando que la vitamina de determinado fabricante es mejor que la de la competencia, no existe una preparación que sea superior a otra. Casi todas contienen los mismos ingredientes en diferentes dosis.

Otro concepto desacertado es que la vitamina C en dosis altas puede ser efectiva para tratar el cáncer. En este momento no hay datos científicos acerca de su eficacia en humanos. Hasta ahora, para lo único que sirve la vitamina C es para evitar el escorbuto. Tan valiosa es para eso, que, en mi larga experiencia en la clínica, no he visto nunca un caso de esta enfermedad.

Esto no significa que en un futuro no se pueda comprobar que en un determinado tipo de cáncer este tratamiento funcione, pero en la actualidad no existe prueba científica convincente de su eficacia contra el cáncer.

Todos estos datos sugieren que las radicales libres realmente pueden ser beneficiosas y no dañinas mientras que los antioxidantes pueden ser nocivos, contrario a lo que se pensaba. Un ejemplo del beneficio de las radicales libres es su efecto antitumoral. Sabemos que tanto la radioterapia para tratar el cáncer, al igual que muchas drogas de quimioterapia, ejercen su efecto a través de la generación de radicales libres que son las moléculas encargadas de liquidar y ultimar las células malignas. Tan es así, que muchos radioterapeutas recomiendan a sus pacientes que no tomen vitaminas durante el tratamiento con radiación. Lo mismo debe aplicar a los pacientes que reciben quimioterapia.

La inmensa mayoría de los adultos que consumen una dieta normal balanceada no necesitan suplementarla con antioxidantes y en mi opinión, no deben. Estos comentarios aplican solo a los antioxidantes clásicos y no a las demás vitaminas tales como la vitamina D, B-12 y folato las cuales tienen indicaciones específicas.

Pero más atractivo que el tema de las vitaminas es el del vino tinto. Este contiene una sustancia, C3R, que induce la producción de un tipo de radical libre conocido como peróxido, capaz de matar las células de cáncer en experimentos de laboratorio. No sé si esto se logre traducir a los humanos, pero sí me parece una muy buena excusa para disfrutar de un buen vino tinto. Sin duda tiene mejor aroma, efecto y sabor que cualquier antioxidante que yo conozco. En fin, ahora podemos aclamar: ¡que vivan los radicales libres! Pero no lo tomen como un comentario político.

Columna #22

Magia y cáncer

Publicada 20 Noviembre 2016

Los fines de semana escucho la radio para mantenerme informado acerca de los nuevos tratamientos mágicos para curar el cáncer. Por ejemplo, aprendí lo que es un adaptógeno, definido "como cualquier sustancia capaz de incrementar el triángulo de la salud compuesto por la energía, la inteligencia biológica y la organización... Un adaptógeno debe transferir sus propiedades de supervivencia a quien lo ingiere".

Se les atribuye ser sustancias muy "inteligentes" porque son capaces de detectar si la presión arterial está alta, y entonces reducirla, al igual que si está baja, subirla. Aumentan la resistencia del cuerpo en cualquier situación estresante como el sobrepeso, debilidad física, cansancio, estrés emocional. Lucen muy atractivos, hasta milagrosos y sobrenaturales estos adaptógenos.

También se dice en esos programas naturopáticos que hoy día podemos curar el cansancio extremo porque hemos aprendido que este proviene de la pérdida de energía, y un simple cargador eléctrico la devuelve instantáneamente, siempre y cuando no sea día de apagón. Esta máquina actúa de forma parecida a un cargador de teléfono celular. Cuando el cuerpo está bajo en carga, se conecta debajo del ombligo que es el punto de donde proviene la energía de todo el cuerpo. Después de varios minutos, el cuerpo queda recargado igual que un teléfono celular. ¿Naturopatía con máquinas? ¿Dónde está la parte natural de una maquina?

¿Y el precio? Me imagino que un poco más que un cargador de celular.

Hay un doctor que nos informa que ya no es necesario hacerse exámenes radiológicos. Él tiene una máquina que es como un electrocardiograma, pero del cuerpo entero. Esa máquina, en cuestión de minutos, puede detectar cualquier enfermedad en cualquier órgano del cuerpo. ¿Cuánto cuesta? Pues uno de los pacientes que alegadamente acudió a la clínica, por un espasmo en la parte derecha de la espalda, relató que le cobraron $95 por adelantado sin haber recibido tratamiento.

Luego de unos 15 minutos de hacerse sonogramas y estudios de sangre, lo llamaron para que una doctora leyera los análisis y le dijeron que tenía la sangre contaminada y la próstata inflamada. Alega que luego le dieron una "orientación" donde le indicaron que el tratamiento costaba más de $3,000 pero si pagaba al momento le hacían descuento. Cuando llegó a su casa se sintió estafado.

Yo también pudiera sentirme estafado, y considerar que he perdido el tiempo estudiando medicina y haciendo investigación científica. Según estos magos de la medicina, esta disciplina no es tan complicada como yo pensaba, pero es que, cuando estudié mi carrera, no existían estos milagrosos adelantos.

En una de esas clínicas ofrecen rebajas de más de 50% por medio de unos cupones. Por el módico precio de $59 hacen sonomamografía, termomamografía y una consulta con un naturópata para la prevención del cáncer del seno. Sin dolor, radiación, ni efectos secundarios. Pero se me hace difícil entender esta oferta porque teniendo ya la máquina que te hace un electrocardiograma del cuerpo entero, ¿para qué hace falta hacer una sonomamografía y una termomamografía?

Pensé que ya lo había oído todo hasta que hace poco escuché otro doctor que tiene una cura milagrosa para más de 200 enfermedades incluyendo el Alzheimer, la diabetes y el cáncer, prácticamente lo cura todo menos la eyaculación precoz. Consiste de un agua que contiene calcio de los corales de Puerto Rico. Al leer más del tema, me enteré que el calcio común y corriente no funciona tan bien como el de los corales, porque supuestamente este último tiene un elemento mágico que se absorbe mejor y más rápidamente.

Ahora pongo al lado el sarcasmo porque entraré en un terreno mucho más serio. El que se estén ofreciendo estas pruebas diagnósticas para detección del cáncer de seno es algo más que alarmante. Ya no estamos hablando de tratar el cansancio, sino que estamos adentrándonos en una enfermedad potencialmente letal de no se diagnosticarse a tiempo y tratarse correctamente. Me interesa saber si el que interpreta esos exámenes está debidamente adiestrado. Además, me inquieta a más no poder el hecho de que la termografía del seno es un método desautorizado para la detección temprana del cáncer de mama.

En 2011, la FDA emitió un aviso alertando acerca de la propaganda engañosa por parte de los practicantes de termografía. Por otra parte, la sonomamografía por sí sola no es una prueba indicada para la detección temprana del cáncer de mama a menos que se acompañe con una mamografía digital. Me pregunto: ¿cuántas pacientes se habrán hecho estos exámenes para enterarse meses o años después que tienen un cáncer de seno avanzado y por demás letal porque no se diagnosticó a tiempo? En el campo de la medicina a eso le llaman impericia médica y por mucho menos demandan a un médico a veces hasta por millones. ¿Ni al DACO ni a la FDA en Puerto Rico les preocupa esto? ¿Por qué no toman cartas en el asunto?

En fin, aunque no sea genuina toda esta magia de los corales de Puerto Rico, nos queda el consuelo de que esta agua milagrosa se convierta en un recurso natural. La exportación de agua de coral sin duda sanaría nuestra deuda nacional. Petróleo no tenemos, pero del agua de corales sí disfrutamos en abundancia y además es una fuente de riqueza renovable.

¿Será permisible patentizar esta bebida sanalotodo? Con un toque de ingenio boricua y una dosis de brujería nativa, ¿qué necesidad hay de PROMESA?

Y una última cosa: el Gobernador ha debido escuchar estos programas de radio y no pasar por alto incluir el agua en su plan de ajuste fiscal revisado. ¿Qué tal un brindis por el futuro de la economía nacional con un coctel de agua de corales boricuas?

Columna #23

El engaño del láser intravenoso

Publicada 19 Agosto 2018

Cuando mi colega, el Dr. José Dávila, me habló del láser intravenoso, no tenía idea de lo que era. "¿No lo has visto por televisión?". Le respondí que no. Como no soy un entusiasta de la televisión, me lo había perdido. Sin embargo, gracias a las maravillas del internet pude recuperar el terreno perdido.

Los invito a que ustedes también lo hagan, porque la experiencia es muy interesante.

Primero debo hablarles de esta "novedosa" aplicación que es una forma de láser de baja energía ("low energy laser") que se ha adaptado para uso intravenoso. Nos explican los médicos adaptógenos, que el asunto consiste en "...una terapéutica que contiene luz roja, amarilla, verde y azul. La luz tiene el poder de estimular puntos meridianos específicos en el cuerpo humano". ¿Me siguen? ¿No? Pues no se sientan mal, pues yo tampoco entiendo bien esto de los puntos meridianos específicos, ni cómo funcionan esas luces. Probablemente es culpa mía, ya que estoy un poco atrás en cuanto a los últimos descubrimientos de la medicina alternativa. Es por esa razón que me di a la tarea de ponerme al día.

Resulta que el láser intravenoso tiene muchas aplicaciones. Se puede usar para tratar diabetes, cardiopatías, dolor, fibromialgia, depresión, influenza, Chikungunya, y condiciones autoinmunes ("sin color rojo"). Estoy citando directamente del sitio web y esto de "sin color rojo" no logré entenderlo. Al parecer, cada condición tiene un tratamiento con un color diferente. Me imagino que el color rojo tiene un efecto adverso sobre las condiciones autoinmunes y no se puede usar para tratarlas. Pero sigamos. Existen alegadamente otros usos: alergias, degeneración macular, hipertensión y fatiga ("ATP"). Tampoco entendí lo de fatiga ("ATP").

Desde luego que el cáncer también se trata con el láser intravenoso. Y hay otras 11 condiciones, pero no los voy a aburrir. Si usted padece de alguna condición que no está en la lista de las 25 enfermedades, estoy seguro de que estos médicos "adaptógenos" lo pueden ayudar y, combinando otros colores del arcoíris, darán con la cura para su enfermedad, ya sea el mal aliento, la impotencia o la eyaculación precoz. Rayos…¡estos rayos son una verdadera panacea!

Pero en serio, y dejando a un lado las bromas, ¿cómo es que funciona? Ya que me parecía un chiste lo de los colores, fui a la literatura médica para aprender más del láser intravenoso contra el cáncer, y a renglón seguido les explico lo que descubrí:

NADA. No pude encontrar ni un solo estudio de láser intravenoso para tratar el cáncer.

Hay bastante literatura acerca de las aplicaciones del láser para el tratamiento de algunas condiciones, pero nada acerca del intravenoso. Los rayos láser se han usado como remedio paliativo para algunos tumores. Por ejemplo, un cáncer de pulmón que obstruye un bronquio se puede tratar paliativamente con rayos láser dirigidos directamente al tumor, pero nunca por vía intravenosa.

No es mi estilo ser demasiado categórico en mis conclusiones, pero en cuanto a la diabetes, infecciones, fibromialgia, trastornos autoinmunes y todas las 25 enfermedades citadas, **no hay absolutamente ningún estudio, ni datos en la literatura médica sobre el uso de láser intravenoso o ningún tipo de láser.**

En los comentarios al video que publicaron en internet, después del programa de TV sobre el uso de los rayos para tratamiento de la fibromialgia, prácticamente todas las personas que se manifestaron fueron mujeres desesperadas por los dolores de esa condición. Casi todas pedían el número de teléfono de los médicos adaptógenos, y preguntaban si los planes médicos cubrían el tratamiento. Debo advertirles a esas mujeres que ninguno de los dos personajes que salen en el "infomercial", promoviendo los rayos láser, son médicos, ni están autorizados para tratar pacientes. A pesar de que en la TV tuvieron la osadía de mencionar que el láser intravenoso está aprobado por la FDA, esto es una falsedad. Y es por esta razón que los planes médicos no lo cubren, porque no es un remedio legítimo. De hecho, en EE.UU., la FDA ha intervenido con el uso ilegal de sistemas de "low energy laser" y han escrito una carta a los practicantes que concluye de esta forma: "Debido a que no cuentan con la autorización de la FDA, comercializar el Sistema de Terapia Anodyne (un tipo de "low energy laser") con estas afirmaciones, **es una violación de la ley**."

El Ministerio de Salud de Venezuela, en octubre del 2010, dictaminó que "se abstendrán de conceder permisos para el funcionamiento de instituciones que practiquen este tipo de medicina ... en las cuales se ofrecen terapias alternativas que curan cualquier tipo de enfermedad, sin ninguna comprobación de carácter científico". Finalmente se prohíbe la venta de adaptógenos "de los cuales no hay evidencia científica que avale sus propiedades clínicas y farmacológicas". ¿Será casualidad que un venezolano está a cargo de los adaptógenos en Puerto Rico?

Pregunto entonces: ¿los médicos adaptógenos en nuestra isla cuentan con la autorización de la FDA para aplicar esta terapia? Si no cuentan con ella, me imagino que pronto la FDA va a estar tomando cartas en el asunto, escribiéndoles, igual que lo hizo a los promovientes de esa modalidad en EE.UU.

Tomarle el pelo a enfermos con trastornos tan serios como el cáncer y la diabetes, es un crimen imperdonable. Y el Tribunal Examinador de Médicos (TEM) supongo que les suspenderá la licencia a los médicos adaptógenos, porque no podemos permitir que la impunidad siga triunfando en tan delicado terreno. Si ni el FDA, ni el TEM intervienen, me imagino que entonces el Dr. Víctor Ramos, presidente del Colegio de Médicos, se interesará en este asunto esencial y lo pondrá en su agenda, ya que no creo que es válido ni moral que médicos generalistas estén tratando el cáncer.

Hay algunos tipos de medicina alternativa, como el yoga y la meditación, que son modalidades legítimas y serias, y que pueden ayudar los pacientes, pero el láser intravenoso no tiene base científica alguna. Si me he equivocado en mi análisis de esta nueva modalidad, les pido a los médicos adaptógenos que por favor me corrijan, indicándome dónde puedo leer acerca de algún estudio clínico que haya evaluado esta terapia de forma científica, y probado que funciona.

He reservado para lo último lo que realmente me chocó más de esta terapia: los efectos de los colores. Nos explican los adaptógenos que "las luces azules estimulan las células madre." Pero, ¿esto es en serio? Pensé que los azules ya habían desistido de eso. Y nos cuentan también que "las luces verdes mejoran la integridad de los... rojos". Me alegro de que los verdes hayan podido ayudar a los rojos. Finalmente han descubierto una aplicación para los rayos láser intravenosos. Ya era hora de que los verdes se apuntaran una.

Parte III: Tratamientos peligrosos o fraudulentos

Columna #24

Cuatro vitaminas que alimentan el cáncer

Publicada 17 Septiembre 2017

Con mucha razón dicen que la historia se repite. Este relato es sin duda fascinante. En 1947 Lucy Wills, una joven doctora británica, descubrió que una anemia común en la India era causada por la deficiencia de un nutriente, más tarde identificado como vitamina B-9, también conocido como ácido fólico o folato. La vitamina B-9 restauró la sangre de estos pacientes a la normalidad.

Para ese tiempo el Dr. Sidney Farber trabajaba en el Hospital Infantil de Boston y en un enorme salto de mucha fe y ninguna lógica, pensó que el ácido fólico podría también ayudar a restaurar la sangre de los niños con leucemia linfoblástica aguda. Pero contrario a lo que él esperaba, el ácido fólico empeoró la condición de sus pacientes pediátricos, por lo que fue duramente criticado. De los errores muchas veces surgen grandes descubrimientos, como en el caso de la penicilina. El Dr. Farber no se dio por vencido. Esta vez descansando mas en la lógica y menos en la fe ciega, se le ocurrió que si el folato era malo para la leucemia, entonces una sustancia que antagonizara el ácido fólico debía ser un buen tratamiento para este padecimiento. Eso le llevó a descubrir la importante actividad antileucémica de dos drogas que actúan en contra del ácido fólico, una conocida como aminopterina y otra como metotrexato. Y lo demás es historia. Con el pasar del tiempo se fue refinando gradualmente el tratamiento de esta leucemia infantil hasta el punto de que hoy día se puede curar al 95% de los niños con este padecimiento. Si señor, 95%, por si me está leyendo uno de esos naturópatas que alegan que la quimioterapia nunca ha curado un solo paciente.

Demos ahora "fast forward" del 1947 al 2009 y traslademonos a Noruega, donde se diseñó un estudio para determinar si los suplementos de vitamina B, incluyendo ácido fólico, serían capaces de mejorar la salud cardiovascular. Con este propósito, se ingresaron 6,837 sujetos en un estudio prospectivo muy riguroso, en el cual se asignaron los participantes al azar a uno de 4 grupos: el primer grupo recibió todas las vitaminas del llamado "complejo B", que incluye ácido fólico, B-6 y B-12; al segundo grupo se le administró ácido fólico más vitamina B12; al tercero solo vitamina B-6, y el cuarto grupo solo recibió placebo (una pastilla inactiva). El estudio, publicado en Journal of American Medical Association, no demostró ningún beneficio cardiovascular pero, peor aún, los pacientes que recibieron la combinación de ácido fólico con cualquier otra vitamina B, obtuvieron un resultado inesperado: la incidencia de malignidades hematológicas fue 43% más alta comparado con los del grupo placebo. Estas malignidades incluían las leucemias. ¿No evoca esto la experiencia del Dr. Sidney Farber?

Lo que es más importante aún, también ocurrieron otros tumores entre los cuales el más frecuente fue el de pulmón, que ocurrió 59% más comúnmente en los que consumieron vitamina B que en el grupo placebo. A pesar de la alta calidad de este ensayo prospectivo, estos resultados estuvieron engavetados durante muchos años, acumulando polvo.

Sin embargo, en el año 2000, otro grupo, esta vez en EE. UU., había ya comenzado un estudio con el propósito de aclarar algunos resultados equívocos acerca del mismo tema de la vitamina B y el cáncer. Y los resultados de este otro estudio se acaban de publicar el pasado 22 de agosto en la prestigiosa revista Journal of Clinical Oncology. Son todavía más alarmantes que los del estudio noruego. Los hombres que habían consumido suplementos adicionales de vitamina B-6 y B-12 por 10 años, tuvieron una incidencia casi el doble de cáncer de pulmón, o sea una incidencia 100% más alta. Es importante explicar que cuando me refiero a suplementos adicionales estoy aludiendo específicamente a aquellas personas que consumieron vitaminas del tipo B en dosis más altas de lo que usualmente contiene una capsula de multivitaminas. Curiosamente este fenómeno solo se observó en hombres y casi exclusivamente con las vitaminas B-6 y B-12. El aumento en riesgo de cáncer de pulmón fue todavía peor en fumadores.

Este efecto nocivo de las vitaminas **no** se limita exclusivamente a las del complejo B. En 1996 comenzó un estudio diseñado para determinar si la vitamina A era eficaz en la prevención de cáncer de pulmón en fumadores y trabajadores expuestos al asbesto. Al completarse el estudio, se registraron resultados paradójicos con una más alta incidencia de cáncer de pulmón en aquellos tratados con Vitamina A y su precursor natural, el beta caroteno. Preocupa también el hecho de que recientemente se ha determinado que este aumento en riesgo persiste al menos seis años después de suspender el uso de estos suplementos. Los resultados de este estudio se publicaron en el Journal of the National Cancer Institute.

Y esto de las vitaminas no solo implica el cáncer de pulmón. En un estudio prospectivo denominado *"SELECT"* se registró una incidencia más alta de cáncer de próstata en aquellos sujetos tratados con vitamina E de 400 unidades al día, comparado con los que no recibieron ninguna.

¿Qué podemos concluir después de analizar todos estos datos? Que consumir estas vitaminas en exceso es como ir en busca de lana y salir trasquilado. El uso indiscriminado de vitaminas puede ser muy nocivo para su salud. La mayoría de los estadounidenses consumen suplementos vitamínicos innecesariamente. Al preguntarles porqué, la mayor parte responde que espera que les mejore su estado de salud. Con seguridad les digo que lo mismo ocurre en Puerto Rico. No entienden que con una dieta balanceada se pueden obtener todas las vitaminas necesarias, con la importante excepción de la vitamina D3, de la cual ya hablé en una columna previa. Si a pesar de todo, todavía usted insiste en consumir estos productos, sepa que con una sola multivitamina diaria es más que suficiente. No es necesario ni recomendable el consumo de suplementos adicionales con excepción de la vitamina D3, por sus propiedades antitumorales.

En fin, ahora ya sabré que contestar la próxima vez que un paciente me pregunte: doctor, ¿por qué me ha dado cáncer, si todo lo que consumo es saludable y además tomo una abundante cantidad de vitaminas? Le entregaré una copia de esta columna y le aburriré con mi sermón de la moderación y del sentido común evitando dietas extremas y el exceso de vitaminas. Además le recordaré que con lo que se ahorre en vitaminas podrá pagar una botella de vino tinto, que usado con moderación, es bastante más saludable.

Y aquel que piense que puede seguir fumando si consume vitaminas A, B-6 y B-12 para protegerse del cáncer, ya sabrá qué hacer, si es que tiene sentido común y sabe leer.

Columna #25

B-17: una "vitamina" peligrosa

Publicada 24 Diciembre 2017

Entre un paciente y otro, en un día de clínica, una colega se me acercó para preguntarme qué es la vitamina B-17. Me sorprendió su pregunta, no porque yo dudara de sus conocimientos médicos. Es una doctora muy bien preparada e ilustrada. Lo que me sorprendió fue que preguntara acerca de un tratamiento para el cáncer que yo pensaba que los médicos y el público general conocían muy bien. Ahí fue que me percaté que han pasado muchos años desde que Laetrile o amigdalina, los otros dos nombres de vitamina B-17, fuera un tratamiento muy popular. Para los que en la década del 70 teníamos ya uso de razón, esta sustancia es harta conocida, pero no para los más jóvenes. Desde luego que la juventud médica conoce todas las vitaminas, pero la B-17 no se enseña en la escuela de medicina. Llegamos hasta la B-12 y ahí nos quedamos. Alguien se habrá preguntado: ¿qué pasó con la B-13, 14, 15 y 16? ¿Fue que por error se las saltaron? La realidad es que la B-15 fue un fraude y las otras fueron errores porque no eran vitaminas, al igual que sucedió con las B4, 8, 10 y 11. Miremos la fascinante historia del tratamiento del cáncer con vitamina B-17.

Recuerdo perfectamente bien mi primer contacto con Laetrile, que es esencialmente lo mismo que vitamina B-17, el nombre usado ahora para mercadearlo. Ocurrió a finales de la década del 70, cuando trabajaba en el Centro de

Cáncer MD Anderson. También fue mi primer encuentro con la medicina alternativa. En aquel tiempo, Steve McQueen era el artista más popular y mejor pagado de Hollywood. Desgraciadamente, en 1979 se le diagnosticó un tipo de cáncer de pulmón conocido como mesotelioma. En aquella época ese tumor tenía un pronóstico sumamente grave y sus médicos le auguraron muy poco tiempo de vida. Ya que el Laetrile era ilegal en los EE. UU., McQueen decidió viajar a la ciudad de Tijuana en la frontera entre California y México, para recibir el tratamiento que le prometió un curioso personaje, el doctor Ernesto Contreras. Este individuo era médico y músico. Su pasión por la guitarra casi lo llevó a abandonar sus estudios de medicina, pero para desgracia de la humanidad no lo hizo, y terminó especializándose en patología. A los pacientes que viajaban en manadas a tratarse con él, nunca se les ocurrió cuestionar como es que un patólogo se consideraba apto para tratar pacientes. Lógicamente, a pesar de la vitamina B-17, el 7 de noviembre del 1980 murió McQueen.

El descubrimiento de amigdalina, más tarde conocida como Laetrile, lo hicieron dos químicos franceses en 1830, y la droga se usó como tratamiento para el cáncer en Alemania unos 60 años después. La mayor fuente de este producto son las semillas de albaricoque. No tuvo mucho éxito como tratamiento para el cáncer, particularmente porque era muy tóxico, ya que al descomponerse, la amigdalina produce cianuro, un potente veneno.

En la década del 50, el doctor Ernst Krebs Sr. produjo una supuesta versión sintética conocida como Laetrile la cual tuvo alguna popularidad, aunque su tráfico era ilegal en EE.

UU. En 1970, su hijo, Ernst Krebs Jr., cuyo título de doctor era falso porque no tenía ni un bachillerato, ostentosamente anunció que acababa de descubrir la causa del cáncer, alegadamente una deficiencia de vitamina B-17. Este "descubrimiento" fue sacado de la manga y basado totalmente en su imaginación. Para aquel entonces los norteamericanos ya estaban enamorados de las vitaminas, y Krebs Jr. decidió aprovecharse de ese romance. Además, al declarar Laetrile como una vitamina, lo cual no es, ayudaría a que el gobierno no la considerara como una droga, sino como un producto nutricional, exento de los controles de la FDA.

Desde el principio, los oncólogos estábamos convencidos de que este tratamiento era un fraude, pero a pesar del fracaso terapéutico con Steve Mc Queen, el Laetrile se popularizó rápidamente.

En 1979 explota una controversia escandalosa. Chad Green, un niñito de 3 años con una leucemia linfoblástica aguda, una condición enormemente curable, había alcanzado una remisión completa con quimioterapia. Pero los padres deciden suspender la terapia tradicional y cambiarla a Laetrile. Los médicos acuden a corte y el juez decide que lo que están haciendo los padres es incorrecto: el paciente debe continuar su tratamiento tradicional. Desobedeciendo la orden del juez, los padres llevan el niño a Tijuana, donde lo tratan con Laetrile y dosis altas de vitamina C. Diez meses más tarde muere Chad en Tijuana. La muerte aparentemente fue causada por una intoxicación con cianuro debido al Laetrile.

Con el propósito de averiguar de una vez por todas si Laetrile era una droga activa contra el cáncer, el Instituto Nacional de Cáncer decidió patrocinar un estudio en la

Clínica Mayo. En 1982 se publicaron los resultados en la más prestigiosa revista médica, *New England Journal of Medicine*. Fue un estudio prospectivo en 178 pacientes con 11 tipos diferentes de cáncer y el único dato interesante que salió del estudio fue que varios de los pacientes terminaron intoxicados con cianuro. Por lo demás, no hubo beneficio ni respuesta antitumoral en ninguno de los pacientes. De hecho, a los 5 meses la mitad de los enfermos ya había muerto, y a los 12 meses el 85% ya se había despedido de este planeta.

La intoxicación con cianuro no debe sorprendernos, ya que sabemos que la amigdalina al descomponerse genera ese veneno. De hecho, en 1979 el *New England Journal of Medicine* ya había publicado el caso de un niño que accidentalmente ingirió tres pastillas de Laetrile pertenecientes a su padre. Poco tiempo después el niño estaba muerto, intoxicado con cianuro. No es este el único caso de envenenamiento debido al Laetrile. Hay docenas más reportados en la literatura médica.

Después de 1985 la popularidad del Laetrile se esfumó, probablemente debido a los resultados negativos del estudio de la Clínica Mayo, y también debido a la decisión de la corte suprema de EE.UU., que prohibió en 1980 el comercio interestatal de esta droga. Sin embargo, ahora, 30 años más tarde, resurge el Laetrile (disfrazado bajo otros nombres, entre ellos Vitamina B-17), aprovechándose de una nueva generación de individuos que ignoran su peligrosidad.

La medicina alternativa está basada en el uso de "remedios no comprobados". Sin embargo, esta droga ya no es un remedio no comprobado ... ¡se comprobó que no funciona!

Cuando una droga de medicina alternativa se comprueba como eficaz, ya sale del ámbito de la medicina alternativa y se convierte en medicina tradicional, como pasó con los probióticos. ¿Y qué sucede cuando se prueba que no es eficaz? Pues nada...puede que desaparezca temporeramente, pero luego continúa como medicina alternativa, promocionada cada vez con más impunidad. Es el caso de Laetrile.

La popularidad reciente de esta droga se debe al cuasi religioso culto de los fanáticos de la medicina alternativa y al marketing fuerte basado en cero datos científicos. Sus fervientes seguidores y mercaderes la vuelven a promocionar usando el argumento de que es un producto natural derivado de plantas, y puede curar o mejorar el cáncer sin toxicidad alguna.

Pero lo más desvergonzado y desfachatado es que, en varias páginas del internet, el producto aparece rotulado como "FDA approved". Todo lo contrario, el FDA, respaldado por la corte federal, lo declaró ilegal. A pesar de eso, en septiembre del 2000 tres compañías violaron la ley y vendieron tanto la droga como las semillas de albaricoque por internet. Un juez federal les ordenó que cesaran la venta de estos productos. Sin embargo, en 2017, las mismas tres compañías desafiaron la ley nuevamente al vender la droga, lo que provocó una nueva orden judicial. En esta ocasión, el juez advirtió a los consumidores del riesgo serio de toxicidad. La FDA mantiene una base de datos de plantas venenosas donde incluyen esta droga. Pero a pesar de todo esto, todavía se consigue fácilmente en Amazon, no como Laetrile, sino como "semillas de albaricoque". Y también en eBay como vitamina B-17.

¿Y por qué llamarle vitamina B-17 a una sustancia que no es ni vitamina? En mi opinión ya hay demasiadas vitaminas del grupo B, y por tanto sugiero cambiarle el nombre a la B-17. Las vitaminas corren desde la A hasta la E. La lógica nos dice que la próxima debe ser la F. ¿Qué tal vitamina F-4? ¿Por qué? Porque la B-17 es un gran Fracaso, un gran Fraude de la medicina alternativa inventada por un Farsante. Además, como el ave Fénix, ha renacido de sus cenizas y se rehúsa a morir.

Columna #26

Homeopatía con cianuro

Publicada 11 de junio 2017

"Italia conmocionada por la muerte de un niño de 7 años al que trataron una otitis con homeopatía".

Ese era el titular angustioso del diario *El País* de España del pasado 27 de mayo. Y para resumir la noticia: "Los padres se negaron a administrar antibióticos al pequeño...se negaban a administrar medicamentos al niño desde los tres años.... En este caso, lamentablemente, la infección se extendió... fue declarado en estado de muerte cerebral este sábado por la mañana tras haber permanecido varios días en coma...". La madre del niño, al ser cuestionada respondió: "Nosotros siempre nos fiamos del médico homeópata. El homeópata (doctor Maximiliano Mecozzi) insistió en que no lleváramos el niño al hospital, por el riesgo de que le recetaran una medicación que podía dejarlo sordo".

Cuando leo algo así no puedo más que indignarme, pero la indignación debe dar paso a un análisis equilibrado, si esto es posible. Este asunto no se limita al tema de la homeopatía, sino que tiene muchos tentáculos que alcanzan a otras disciplinas clasificadas bajo el género amplio de "medicina alternativa". Cuando un tratamiento "alternativo", ya sea homeopatía o Vitamina C, o cualquier producto "natural" no comprobado científicamente como efectivo, se utiliza para tratar una condición seria, el asunto se puede convertir en uno muy grave. La seriedad estriba, no en que el tratamiento utilizado sea peligroso como tal, sino en que el paciente se niegue a usar tratamientos efectivos poniendo en riesgo su vida. Y este problema no se limita a un par de desquiciados que deciden aventurarse.

En un estudio reciente realizado en España se estableció que el 53% de los españoles, creen que la homeopatía es una disciplina científica válida. En Estados Unidos se gastan más de $2,900 millones en remedios homeopáticos. En Puerto Rico no hay cifras en cuanto a la popularidad de la homeopatía, pero sospecho que la utilización de ésta y otras terapias alternativas es igualmente común.

En noviembre de 2016, la Comisión Federal de Comercio de Estados Unidos (FTC, por sus siglas en inglés) anunció, en un informe sobre el consumo de productos homeopáticos, que esas mercancías se deben rotular con una advertencia de que "No hay evidencia científica que respalde las afirmaciones de que la homeopatía es eficaz. Las afirmaciones de la homeopatía se basan sólo en teorías del siglo XVIII que no son aceptadas por los expertos médicos modernos."

- **¿Qué es la homeopatía?**

El principio de esta disciplina es que puedes seleccionar una sustancia que causa una enfermedad o un síntoma, diluirla repetidas veces en agua y esto te curará. Por ejemplo, si te mareas en un barco, puedes hacer un remedio con agua de mar diluida y esto te curará el mareo. Pero va más allá de esto. El diluir infinitamente esa sustancia, hasta el punto en que no quede una sola molécula es lo que hace este "remedio" uno curativo. Si les parece absurdo, aquí está la "explicación" de cómo es que esto funciona: la solución, ya diluida hasta el punto que no contiene nada del ingrediente original, "recuerda" las sustancias que en el pasado estaban en el agua y así se convierte en un potente remedio. Espero que esto les haga sentido para que me lo expliquen.

- **¿Quién es culpable?**

Cuando alguien se aventura a usar una medicina alternativa rechazando un tratamiento convencional ya probado como efectivo, y muere a causa de esto, la persona que receta dicho tratamiento debe ser procesado legalmente pero cuándo un niño inocente muere por causa de la homeopatía, ¿no es lógico acusar de homicidio tanto al homeópata como a los padres? El Dr. Maximiliano Mecozzi está siendo investigado por homicidio involuntario, pero cambió el número de teléfono, se comunicó con todos sus pacientes y por el momento sigue trabajando.* ¿Y los padres? También están siendo investigados por homicidio involuntario, aunque ellos alegan ser víctimas del médico homeópata.

Lo que debe quedar claro es que la homeopatía no mata a nadie ya que el producto que venden es absurdo y al fin y al cabo es nada. **Lo que sí mata es el fanatismo cuasi religioso de sus seguidores.** Muchos de los proponentes de ciertas medicinas alternativas actúan como un culto religioso, más que como científicos. En esta secta religiosa el Dios es todo producto natural y el diablo es todo lo "químico" o sintético. En la religión somos creyentes, en la ciencia somos incrédulos. En la religión se aceptan las cosas por dogma y fe mientras que en la ciencia todo lo cuestionamos y nunca tomamos nada por sentado hasta tanto no haber generado la evidencia.

Personalmente, yo nunca trataría de convencer a nadie de que "mi religión es mejor que la tuya", pero en la ciencia sí es aceptable alegar que "mi hipótesis es mejor que la tuya". Siempre procuro hablar con evidencia científica sin caer en la trampa de pecar de infalibilidad porque en cuanto mayor el desconocimiento, mayor el dogmatismo.

Lo único infalible fuera de la religión es la prueba científica rigurosa... y cuidado. Pero la triste realidad es que albergo pocas esperanzas de que estos cultistas religiosos entiendan que la ciencia y la religión son dos cosas muy diferentes.

¿Recuerdan al Reverendo Jim Jones? Casi 1,000 miembros de su culto religioso lo siguieron desde Estados Unidos hasta la selva de Guyana, donde el pretendía edificar un paraíso terrenal. Al enfrentarse con unos pocos feligreses que decidieron abandonar la secta a causa del maltrato causado por su fanatismo extremo, Jones invitó al resto de sus seguidores a suicidarse usando una bebida azucarada mezclada con cianuro. Unos 912 cadáveres fueron hallados en la selva el 18 de noviembre de 1978. De estos 912 cuerpos, 250 eran bebés a los cuales sus padres les habían administrado una bebida azucarada. Cualquier similitud con el caso de Italia no es mera casualidad. Si el Rev. Jim Jones hubiese sido homeópata, el veneno lo hubiese preparado siguiendo los principios homeopáticos y no habría muerto nadie. Ironías de la vida.

*__Nota al calce:__ El caso del niño muerto en Italia por causa de la homeopatía todavía no ha ido a juicio. El Dr. Maximiliano Mecozzi sigue en la libre comunidad por el momento.

Columna #27

La Dieta del Delfín

Publicada 13 de mayo 2018

"Puerto Rico es una isla rodeada por agua...mucha, mucha agua".

Quizás esta descripción de Puerto Rico hecha por el presidente Trump no sea ni la mejor ni la más inteligente, pero a juzgar por un vídeo que circula en las redes, puede que esa "mucha agua" sea nuestra salvación. Me refiero al vídeo *"Misterios Ocultos Tv. El agua de mar lo cura todo"*.

Está muy bien realizado desde el punto de vista técnico y nos presenta unas vistas marinas preciosas. Además, a mí me pareció muy entretenido y me reí muchísimo. En fin, es muy divertido y bastante convincente. No estoy exagerando. Desde que lo publicaron en julio del 2017, unas 299,028 personas lo han visto y ha gustado mucho. Me lo recomendó una paciente, una persona inteligente y educada, que me lo envió por email para que le corroborara si lo que exponen acerca del cáncer es correcto.

¿De qué trata el vídeo? Está basado en *"La dieta del delfín"*, un libro escrito por el Dr. Ángel Gracia Rodrigo, veterinario aragonés de 87 años, que se ha dedicado a investigar los beneficios del agua de mar en los seres humanos. Este doctor descubrió que se puede bajar de peso tomando un litro de agua de mar diariamente. Según afirma el autor, esto "produce una mejora del tránsito intestinal y una reducción del hambre", lo cual no dudo en absoluto. Después de unos pocos vasos, el tránsito intestinal de cualquier persona se aceleraría hasta terminar en diarreas y vómitos que ciertamente le quitarían el hambre. Todo esto desembocaría en una deshidratación seria. La persona acabaría seca y arrugada... sin duda con unas cuantas libras de menos. No obstante, el Dr. Gracia nos dice que ha "naufragado voluntariamente" en dos ocasiones, para demostrar que se puede sobrevivir tomando solo y exclusivamente agua de mar. Estas ideas se basan en la antigua teoría de un francés llamado René Quinton.

Pero la suerte de unos gitanos fue muy diferente a la del naufragio del Dr. Gracia. Durante la Segunda Guerra mundial, un científico nazi llamado Hans Eppinger decidió realizar un experimento con 90 prisioneros gitanos con el fin de confirmar esa teoría. Por alrededor de dos semanas los alimentó exclusivamente con agua de mar. La deshidratación que sufrieron fue tan espantosa que se arrojaban al suelo para lamer las pocas gotas de agua después que los trabajadores de la prisión terminaban de limpiar el piso. Antes de concluir el experimento la mayoría había muerto convulsando y alucinando.

Pero volvamos al libro. Este trata de una dieta fundamentada en la estupenda salud de los delfines, que según el Dr. Gracia, no se enferman ni desarrollan infecciones. La lógica le dijo a este veterinario que eso se debe a las propiedades beneficiosas del agua de mar. Él le da crédito por estas ideas al ya mencionado René Quinton, quien a su vez, hace más de 100 años, le dio crédito a Platón, Eurípides e Hipócrates. Cinco siglos antes de Cristo ya ellos habían descubierto esas presuntas propiedades del agua de mar. Claro, por los siglos de los siglos los médicos, junto con la industria farmacéutica, mantuvimos todo esto callado... pero ahora nos sacaron del closet corriéndole el velo a nuestra "conspiración".

Por su parte, el vídeo "El agua de mar lo cura todo" cita algunos datos "dramáticos". Por ejemplo, en 1897 a un perro realengo que estaba enfermo le quitaron toda la sangre y se la sustituyeron por agua de mar. El perro se curó... de qué enfermedad se curó, no lo dicen, pero esto les llevó a concluir que una infusión de agua de mar no solo cura, sino que puede sustituir las transfusiones de sangre, evitando las reacciones y el peligro que representan estas. Genial, ¿no?

También aprendí que el agua de mar es un "gran tratamiento" para el cáncer. ¿Como funciona para combatir el cáncer? Pues según este vídeo, el pH del agua de mar es 8.5, y esa alcalinidad se supone que mate el cáncer... Nuevamente la desacreditada teoría de la acidez y la alcalinidad.

Nos cuentan que en Colombia se llevó a cabo un estudio en el cual dividieron 164 niños en dos grupos. A la mitad le administraron agua de mar, y a la otra no. Después de varios meses, los que recibieron agua de mar crecieron mucho más que los otros. Se me hace difícil entender estos resultados porque de niño, aprendiendo a nadar, muchas veces yo tragué agua por un tubo y siete llaves, pero con todo y eso no crecí gran cosa. Aunque ya se me hizo tarde para crecer, no obstante sigo buscando enloquecidamente en la literatura médica ese célebre estudio y no logro hallar donde lo publicaron.

Pero aparte de ese video, en el internet también nos topamos con otras maravillas del agua de mar. Ahí aprendí que "cancela la fecha de expiración de los pacientes con cáncer terminal". Difícilmente podemos encontrar otra forma más poética y científica para expresar su eficacia. Eso entraría en la categoría tanto del Premio Nobel de Medicina como el de Literatura.

También me enteré que venden botellas de agua proveniente del océano profundo. Las pueden comprar por el precio de $33.50 por una botellita. Es muy popular en Japón, donde los japoneses flacos la usan para ganar peso. Pero esperen, ¿no nos habían dicho que el agua de mar era buena para bajar de peso? Será que cuando proviene del océano profundo tiene el efecto contrario.

Aprendí también que el agua de mar cura más de 76 enfermedades. No tengo espacio para discutir todas esas enfermedades, pero hay una que me llamó la atención: el asma. Dicen que, durante un ataque de asma, los enfermos se sienten como un pez fuera del agua. Entonces tendría lógica que los asmáticos se curen con agua de mar.

Después de escuchar tantos contrasentidos, hacia el final del vídeo comencé a preocuparme por los pacientes de cáncer que puedan creer que algo tan simple les pueda curar como por arte de magia. Entonces empecé a sentirme enfermo del estómago. En ese momento hubiese querido ser un delfín para no enfermarme. Pero no creo que eso me ayudaría, porque lamentablemente descubrí que tampoco es cierto que los peces de agua salada no se enfermen. De hecho, en los delfines se han encontrado cantidad de diferentes infecciones y virus, entre ellas 40 diferentes tipos de papiloma, parecidos a los que causan cáncer del cuello de la matriz en las mujeres. Lo curioso es que estos virus de papiloma infectan a esos animales, pero no les provocan cáncer. ¿Cómo es posible? Esto es un tema fascinante para un proyecto de investigación.

Estos animalitos adorables valen lo que pesan en oro….pero en fin, la "dieta del delfín" no vale ni lo que pesa en agua.

Columna #28

Yerberitos brujos y médicos ciegos

Publicada 16 abril 2017

"Doctor, a mi vecino lo curó el yerberito", me confió hace poco un paciente.

Lo miré intrigado y le expliqué que lo único que conocía de yerberitos era una canción cubana, "El Yerberito Moderno", popularizada por Celia Cruz y que comienza así:

> "Traigo yerba santa pa' la garganta
>
> Traigo yerba caisimón pa' la hinchazón
>
> También traigo albahaca pa' la gente flaca...
>
> El vetiver pal' que no ve".

Pero del yerberito puertorriqueño admito que no conocía nada. No obstante, me puse a averiguar y supe que su nombre es José Torres, de oficio repostero, aspecto de gurú sanador con un arete en cada oreja, una espesa trenza de cabello azabache (a los gurús no se les da bien la moda del rubio) que le cuelga frente al pecho llegándole a la cintura. El yerberito inventó el "Método 21". Con solo 21 días de teses de "kalanchoe", presuntamente curó a un monje que tenía cáncer de páncreas. Le pregunté a mi paciente por la evidencia científica y él me respondió que la prueba estaba en que el yerberito había curado del cáncer a su vecino. ¿Qué otra prueba era necesaria?

Se sabe que un 65% de los pacientes con cáncer consumen productos "alternativos". Y el método que ellos usan para determinar la eficacia de estos tratamientos es el de los testimonios. Y ni hablar si una celebridad alega haberse "curado" con una hierba o con cualquier producto de medicina alternativa; detrás vendrán cantidad de fanáticos para imitarlo.

Pero, ¿cuál es el problema con este método? Al no saber la suma exacta de todos los que usaron la hierba y, de ese total, cuántos se curaron, es imposible calcular el beneficio de la planta. Además, algunos pacientes alegan haberse curado, cuando su diagnóstico era un pólipo benigno y nunca tuvieron cáncer, y si lo tuvieron, se trataron simultáneamente con terapias tradicionales, pero atribuyen el éxito a la hierba. También están los que tienen cáncer, pero de poca agresividad, sobreviviendo por años, persuadidos de que los ayuda el remedio "natural". Este "método del testimonio" es el peor de los métodos, porque no es ni un método.

El método científico se desarrolló en la época del Renacimiento precisamente para contestar preguntas concretas en cuanto a la validez de una observación. Previo a esto, en la Edad Media, los académicos debatían temas como el número de dientes que tiene un caballo. Las opiniones variaban y el conflicto no se resolvía porque a nadie se le ocurría ensuciarse las manos abriéndole la boca al caballo y contándolos. Algo así ocurre con la medicina "alternativa". Muchos halagan sus virtudes, pero pocos investigan su validez.

Los investigadores médicos comenzamos por escribir un protocolo donde se detalla el procedimiento que se usará para seleccionar a los pacientes, el tipo de tumor que se estudiará, el número de casos que se evaluarán y también la droga, la frecuencia y la dosis a usarse. Al conducirse el ensayo clínico, se recogen datos de cómo respondió cada paciente, cuánto duró la respuesta de cada uno y la duración de la supervivencia. También se recogen datos acerca de los efectos indeseables de la droga. Al final, se escribe un trabajo científico describiendo los resultados y se publica en una revista médica después de someterse a una estricta revisión independiente por otros oncólogos que sirven como "árbitros" de la validez y calidad.

Hay diferentes grados de rigurosidad en estos estudios. El más riguroso es aquél en que a la mitad de los pacientes se le administra el tratamiento estándar y a la otra mitad la droga experimental, sin que ninguno, ni siquiera el médico, sepa quién está recibiendo qué. Este tipo de estudio evita todo prejuicio de parte del médico y del propio enfermo. Una vez se completa el ensayo, se desbloquea el código y se determina si al grupo que recibió la droga experimental le fue mejor que al otro y si la toxicidad fue aceptable.

Y así es que funciona esto, mejor dicho, así se supone que funcione. Pero no siempre. Por ejemplo, si un estudio es marginalmente positivo y la droga tiene mucha toxicidad o es carísima, muchos médicos no abrazarían el tratamiento experimental. Pero ¿será posible que aun siendo el estudio riguroso, los resultados favorables, el costo minúsculo y la toxicidad baja, los médicos no adopten el tratamiento? La contestación lógica debiera ser no. Sin embargo, algunas veces la contestación a esta pregunta es sí.

El ejemplo más curioso es el de los probióticos, una magnífica medicina que muchos médicos miran con indiferencia, o simplemente ni la miran.

Cada cuatro años se celebra un taller de probióticos organizado por las universidades de Harvard y Yale, donde se intenta actualizar la situación con el uso de estas medicinas, específicamente su aplicación para varios trastornos intestinales. Uno de los trastornos discutidos en el 2015 fue la colitis ulcerosa, y se acordó que los probióticos tienen un papel importante en su manejo. Hay nueve estudios en 1,100 pacientes donde la mitad recibió probióticos, mientras la otra mitad recibió tratamiento estándar, y se demostró que los probióticos *Mutaflor* y *VSL#3* cuando se añadieron al tratamiento tradicional mejoraron su eficacia. Además, estos probióticos fueron tan eficaces como el tratamiento tradicional en mantener la remisión en casos con severidad leve a moderada, todo por un costo mucho menor y menos toxicidad que la terapia tradicional.

Con estos datos lo lógico sería que los probióticos se utilizaran como una alternativa razonable en la terapia convencional de colitis ulcerosa. Mas no es así. De hecho, los probióticos no figuran en ningún sitio en las guías del "American Gastroenterology Association" para el manejo de la colitis ulcerosa. La palabra probióticos, ni sus comprobados beneficios, aparecen por ningún lugar. ¿Cómo explicamos esto?

Sencillo: los probióticos han sido invisibilizados porque no hay grandes compañías farmacéuticas detrás de ellos, promocionándolos ni investigándolos. Los probióticos han sido condenados al mundo de los "suplementos nutricionales", industria no protegida por un periodo de exclusividad en el mercado y por tanto no muy atractiva para las grandes farmacéuticas. Para complicar más la situación, las aseguradoras no pagan por los probióticos. Por tanto, es imposible pretender cobrar los miles de dólares que hoy día se perciben por las drogas en el mercado. Dicho de otro modo: los probióticos no son el mejor negocio.

Los médicos intentamos ser científicos serios, pero ocasionalmente miramos y no vemos, o, peor todavía, no miramos porque en el caso de los probióticos somos víctimas, no del marketing, sino irónicamente de la falta de marketing.

Los gastroenterólogos y otros especialistas deberíamos escuchar nuevamente el final de la canción del Yerberito Moderno y aplicarnos lo del "vetiver pal' que no ve".

Columna #29

El oxígeno: ¿bueno o malo para el cáncer?

Publicada 29 abril 2018

Era un día como otro cualquiera. Suena el teléfono y al contestar me saluda una querida amiga. Sonaba muy preocupada. A un familiar muy cercano le acababan de encontrar un tumor cerebral. El hijo de la paciente no quería que le hicieran una biopsia porque alguien le había explicado que, al entrar en el cráneo, cogería oxígeno el tumor y esto ocasionaría que creciera rápidamente. Este concepto implica que el oxígeno es una sustancia que nutre y estimula el crecimiento del cáncer. Es similar a la creencia de que el azúcar es mala porque alimenta el cáncer. Ambos principios son medias verdades. Los tumores cancerosos, al igual que el resto del cuerpo, constantemente reciben oxigeno suplido por la sangre oxigenada por los pulmones. El aire que le llega al tumor durante el acto quirúrgico no es una fuente de oxígeno para el tumor. No sé si es por las redes sociales que se ha diseminado esta noción equivocada, pero lo cierto es que hace tiempo que está circulando. Les aseguro que exponer el tumor al aire durante una operación o una biopsia no provoca su crecimiento ni su propagación.

Pero más curiosa todavía es la otra creencia que postula exactamente lo contrario: que el oxígeno tiene propiedades antitumorales porque el cáncer no logra sobrevivir en un ambiente con alto contenido de ese gas. Ese "descubrimiento" se lo atribuyen al Dr. Otto Warburg, dos veces premio Nobel de Medicina, pero la realidad es otra. Lo que

Warburg descubrió fue que las células cancerosas son capaces de prosperar en un ambiente bajo en oxígeno. El hecho de que les guste vivir en un ambiente pobre en ese gas no necesariamente significa que no puedan sobrevivir en un ambiente rico en oxígeno. Sin embargo, Warburg cometió esa falla de lógica y propuso que el cáncer no tolera el oxígeno, y que por tanto, el oxigenar el cáncer podía utilizarse como medio para combatirlo.

Lo cierto es que él nunca pudo comprobar ni que el oxígeno matara el cáncer ni que funcionara como tratamiento para ese trastorno. No obstante, varios practicantes dentro y fuera de nuestra isla abrazan la teoría de Warburg con el propósito de tomarnos el pelo con terapias basadas en oxígeno. Veamos como lo hacen.

Probablemente ustedes han escuchado acerca de la capa de ozono en la estratosfera, la cual es muy conveniente para bloquear el exceso de rayos ultravioletas del sol, pero probablemente pocos conocen lo que es el ozono. Antes de entrar de lleno a discutir la terapia con ozono, primero debo explicar lo que es. En términos simples, el ozono es un "super oxígeno" muy inestable, que cuando se degrada pierde una de sus tres moléculas y se convierte en oxígeno.

Como casi todas las medicinas alternativas, el uso de ozono tiene una base racional, o al menos seudoracional. En este caso es la teoría de Warburg que postula que el cáncer no tolera el oxígeno. Como el ozono se convierte en oxígeno, de ahí surge la supuesta eficacia, nunca comprobada, de esta modalidad para tratar el cáncer. La lógica nos dice que, si es el oxígeno el responsable de las propiedades antitumorales del ozono, ¿por qué no usar el oxígeno en primera instancia en vez de acudir al ozono? Claro, el oxígeno es más mundano y, por ende, no es tan "sexy" ni atractivo para vendérselo a un paciente. Además, es más barato que el ozono y por tanto menos lucrativo para el naturópata.

En fin, el ozono se está popularizando en nuestra isla. Nos llega "recalentao" de EE.UU. y viene en diferentes "sabores". Tenemos esencialmente ozono vaginal, rectal y endovenoso, aunque hay quien lo administra por otros orificios, hasta por el oído y la uretra. Empiezan ya a llegar algunos pacientes a nuestro Centro de Cáncer con historias surrealistas. Según lo promueven sus practicantes, el ozono es seguro y cura el cáncer, las infecciones bacterianas, el SIDA, la artritis, esclerosis múltiple, discos herniados, problemas dentales y hasta la sordera. ¿Recuerdan el jabón Ace? ... hace de todo. Y existe también ozono para los perros, ¿por qué no? Pero curiosamente, el oxígeno es un oxidante, por tanto, su uso es contradictorio, ya que el concepto que la mayoría de los naturópatas defiende es que las sustancias oxidantes son perversas, mientras que los antioxidantes nos protegen del cáncer.

Y los gansos buscones siempre abundan en todos lados. En Tucson, Arizona, un obrero de la construcción fue encontrado culpable de tratar a mujeres con cáncer de la matriz usando ozono vaginal. Antes de comenzar ese tratamiento primero les daba "terapia de desintoxicación" seguida por el ozono para un costo total de $1,500. Instaba a las mujeres a no contarles a sus médicos sobre el tratamiento administrado porque "si usted cura a alguien con ozono, será metido en la cárcel". Esto viene de la teoría de conspiración que promulgan la mayoría de los naturópatas. Esta teoría consiste en que la industria farmacéutica, el gobierno y los oncólogos conspiramos contra los pacientes, y si estos últimos llegaran a descubrir que existe una cura fácil para el cáncer, se nos vendría abajo el quiosco a los que practicamos la medicina convencional.

Aparte de que no existe evidencia alguna de que el ozono cure el cáncer, debo advertir que la terapia con este gas ha sido asociada a muchas muertes. La inhalación de ozono puede causar complicaciones potencialmente letales como el edema pulmonar, y su inyección por vena puede producir embolias. La FDA también afirma que "se han informado efectos secundarios en el sistema nervioso central, el corazón y la visión". El ozono es un gas tóxico sin aplicación médica legítima conocida.

Mi reacción como médico, cuando me enfrento a estos tratamientos absurdos es, primero, la indignación, pero luego siento el impulso de denunciar al practicante a la Junta de Naturopatía. Fue lo que hizo la Dra. Britt Hermes en EE.UU., quien asqueada por una experiencia lamentable, renunció a su carrera como naturópata para dedicar su vida a salvar pacientes de caer en las garras de charlatanes. Ella reportó a su jefe, naturópata de nombre Uzick, a la Junta de Naturopatía por recetar un tratamiento fraudulento llamado "Ukrain" (nada que ver con Jaresko), que violaba crasamente las leyes del FDA. Pero la decisión de esa junta fue enviarle una carta de reprimenda al naturópata, pidiéndole que devolviera el dinero a los pacientes afectados. No hubo cárcel, ni restricciones a su licencia, y mucho menos, multas. La impunidad, en estos casos, es lo que provoca que sigan proliferando charlatanes.

La palabra ozono viene del griego y significa tener olor. Esa sustancia tiene un aroma muy particular, sumamente fuerte y penetrante. Uno de los efectos secundarios de la terapia rectal con ozono es la flatulencia. Se podrán imaginar las consecuencias bochornosas después de una sesión terapéutica (el juego de palabras no es intencionado)...además del potencial tóxico para los espectadores.

Mi recomendación para los lectores es que se mantengan lo más lejos posible del ozono... y de sus usuarios.

Parte IV: Mitos y leyendas

Columna #30

¿Puede un teléfono celular causar cáncer?

Publicada 15 enero 2017

Hace poco, estando en una cena-reunión recibí una llamada telefónica importante. Me llevé el celular al oído para inmediatamente recibir un regaño de una de las personas sentada al frente mío, quien me comentó con indignación "parece mentira que usted se lleve el celular al oído sabiendo que eso puede dar cáncer". Me sentí un poco incómodo, considerando que la persona que me regañó sabe que yo soy especialista en cáncer. Motivado por este desagradable incidente, y pensando que quizás había algo nuevo acerca del tema de los celulares y el cáncer, decidí ponerme al día.

¿Puede un celular causar cáncer? Sin duda es una pregunta importante dado que en el mundo entero existen más de 5,000 millones de personas suscritas a un servicio telefónico móvil. Puerto Rico tiene más conexiones en proporción demográfica, que todas las naciones de Latinoamérica y que muchos países desarrollados de Europa.

Antes de contestar la pregunta, es importante revisar lo que conocemos acerca de la radiación emitida por los teléfonos móviles, a la cual se le atribuyen los posibles efectos cancerígenos. Los tejidos más cercanos al celular son los que lógicamente estarían más afectados y un órgano importante cercano al celular es el cerebro. Por tanto, muchos se han cuestionado si los teléfonos móviles pueden causar tumores cerebrales.

Para inducir cáncer, la radiación debe primero producir daño al ADN de las células normales. Este ADN averiado es capaz de transformar la célula normal en una cancerosa. La radiación conocida como "ionizante", que es la emitida por los rayos X, es de alta energía y por tanto es capaz de romper el ADN. Pero la radiación producida por los celulares es de baja energía, del tipo "no ionizante". Es tan baja la energía de los celulares que se calcula que la de los rayos X es 1 millón de veces más potente que la que emite un celular. La radiación de los celulares es la misma emitida cotidianamente por los hornos microondas, la televisión, el Wi-Fi, los radios y los radares. Esta radiación no causa daño al ADN y por tanto no se espera que cause cáncer. Si los celulares causaran cáncer, esto contradeciría todo lo que hasta ahora sabemos acerca de las causas de la enfermedad. Si fuera correcto que causan cáncer de cerebro, la tasa de incidencia de estos tumores hubiese aumentado en los últimos 20 años, pero a pesar de que el uso de celulares aumentó en EEUU durante el periodo de 1992-2006, no se registró aumento alguno en tumores cerebrales.

Sin embargo, la Agencia Internacional para Investigación del Cáncer (IARC), una dependencia de la Organización Mundial de la Salud (OMS), llevó a cabo una investigación en humanos conocido como el *Estudio Interphone* y se concluyó que podría haber algún riesgo de cáncer.

Revisemos brevemente los datos. Del 2000 al 2012, trece investigadores de 21 países le preguntaron a un grupo de

5,117 pacientes con tumores cerebrales si usaban el celular y cuánto lo usaban. También se incluyó un grupo control sin cáncer. El estudio determinó que en vez de un aumento en la incidencia de cáncer de cerebro en los usuarios habituales de celulares lo que se observó fue una disminución comparado con los no usuarios. Sin embargo, en un grupo diminuto de pacientes que usaban los celulares muy frecuentemente, se detectó un aumento en la frecuencia de cáncer. Esta discrepancia le resta credibilidad a los datos, ya que lo que se espera es que la incidencia aumente gradualmente a la par con el mayor uso y no que la incidencia sea más baja en todos menos en 10% del grupo que lo usaban más.

El doctor Christopher Wild, Director del IARC interpretó el estudio de esta forma: "El aumento del riesgo de cáncer cerebral no se puede establecer a partir de los datos del Estudio Interphone. Sin embargo, las observaciones en el grupo con más alto tiempo de llamadas acumuladas y los patrones cambiantes del uso de teléfonos móviles desde el período estudiado por Interphone, significa que el tema merece más investigación." El patrón cambiante de uso se refiere a que hoy día los celulares se usan por mucho más tiempo que en la época que se condujo el estudio.

Con el fin de determinar si la radiación emitida por los celulares es capaz de inducir cáncer en animales experimentales, el National Toxicology Center de EEUU diseñó un estudio a un costo irrazonable de $25 millones en que irradiaban el cuerpo entero de las ratas usando diferentes dosis. Ninguno de los animales en el grupo no irradiado desarrolló cáncer, mientras que algunos en el grupo irradiado sí. Los tumores observados fueron algunas malignidades del cerebro y otros tumores benignos del corazón. Estos tumores ocurrieron casi exclusivamente en los animales machos e inexplicablemente las ratas hembras y machos que recibieron radiación, contrario a lo que se esperaba, vivieron más que las no irradiadas.

Este estudio ha sido criticado por varias razones, como que debió haber incluido más ratas para disminuir el riesgo de lo que llamamos resultados falsos positivos, que significa que el resultado verdaderamente no es positivo, sino que salió así por azar. Además, las ratas comenzaron a recibir radiación desde que estaban en el útero de sus madres. Esto no es una buena simulación de lo que ocurre en los humanos. El estudio estuvo matizado por otros hallazgos aberrantes que no es necesario discutir aquí.

¿Podemos concluir a base de esto que hay que advertir a las ratas machos que eviten usar los celulares? ¿Y los hombres, deben evitar los celulares, mientras las mujeres pueden usarlos tranquilamente? Desde luego que no. Simplemente subrayo que estos datos solo aplican a las ratas. El intentar transferir estos hallazgos a los humanos, sería sumamente atrevido porque la mayoría de las veces lo que observamos en ratas no es reproducible en humanos. Hasta ahora los estudios en humanos no han arrojado ninguna prueba convincente que pueda vincular el uso de celulares a tumores cerebrales.

No obstante, aunque a primera vista parezcan absurdos, estos datos han generado un grado de preocupación. Por tal razón, esperamos ansiosamente el resultado de las pruebas en humanos que ha realizado la OMS.* Confiamos en que ese estudio sea más decisivo.

Mientras tanto, si usted divisa a alguien conduciendo un automóvil con un celular al oído, por favor no le grite que eso da cáncer, muévanse lo más lejos posible. La mayor amenaza de los teléfonos móviles es el riesgo de accidentes automovilísticos.

***Nota al calce:** El estudio de la OMS mencionado arriba todavía no se ha completado.

Columna #31

¿Es peligroso aplicarse talco en los genitales?

Publicada 12 febrero 2017

Acabo de leer un anuncio de un bufete de abogados de EEUU que me pareció chocante:

"**¿Has desarrollado cáncer de ovario después de usar talco?** Se ha demostrado que los productos de talco como el Baby Powder de Johnson aumentan el riesgo de cáncer de ovario. Aprende qué acción legal puedes tomar..."

Casi semanalmente aparece una nueva noticia acerca de alguna sustancia que produce cáncer. Hay quien bromea acerca de que el oxígeno pronto se clasificará como un cancerígeno ¿y entonces?

El talco es una de estas sustancias que ha sido vinculada al cáncer, en este caso el cáncer de ovario, aunque pocas mujeres le han dado importancia. Pero irremediablemente, la compañía Johnson & Johnson (J&J) le ha tenido que prestar una inmensa atención. No tienen alternativa. Guardan en sus oficinas 1,200 demandas pendientes de resolverse y ya en corte han perdido dos por las escandalosas cifras de $55 y $72 millones. Hasta una mujer, sin haber desarrollado cáncer, demandó a J&J por venderle "un producto potencialmente letal que, de ella saberlo, no hubiese adquirido". Alegaba ella que había pagado un alto precio por el talco, pero la jueza le señaló que el haber usado el talco durante décadas indicaba que ella consideraba que valía la pena pagar el alto precio. ¿No les parece esto como un chiste flojo?

En el primer caso en llegar a corte, los abogados demandantes introdujeron como evidencia un memorándum interno de la compañía donde un consultor médico les advertía que "cualquiera que niegue los riesgos entre el uso de talco y el cáncer de ovario será percibido públicamente como aquellos que niegan el vínculo entre el tabaco y el cáncer". Sin duda la opinión de este consultor fue altamente perjudicial y le costó $55 millones a J&J.

Pero, ¿existe realmente evidencia convincente sobre el vínculo entre el talco aplicado en los genitales y el cáncer de ovario?

El talco natural consiste de magnesio, sílica y oxígeno. El producto original contenía un reconocido cancerígeno, asbestos, pero a partir de la década de 1970 se le removió esta sustancia. El talco sin asbestos no tiene capacidad de dañar el ADN, lo cual significa que en principio no debiera causar cáncer. Sin embargo, en ese mismo anuncio, los abogados mencionan que el uso del talco eleva el riesgo de cáncer de ovario por 33%. Me pregunto si realmente estos abogados, al igual que el jurado y los jueces, entienden lo que significa esto. Revisemos los datos.

En 2003, el **Dr. Huncharek** y sus colaboradores publicaron un análisis de 16 estudios retrospectivos. Se identificó un aumento de 33% en el riesgo de desarrollar cáncer de ovario en mujeres que aplicaban talco al área genital. Por tanto, lo que alegan los abogados en el anuncio es hasta cierto punto correcto, pero ellos prefirieron ignorar el resto de las conclusiones de Huncharek.

Para poder comprender estas conclusiones, es necesario explicar que para declarar el talco o cualquier otra sustancia como definitivamente cancerígena es importante determinar, entre otros datos, si la incidencia del cáncer aumenta a la par con la frecuencia del uso del talco. Es lo que conocemos como el fenómeno "**dosis-respuesta**". Los autores indicaron que "los datos mostraron una ausencia de relación dosis-respuesta, lo cual nos hace cuestionar la validez de estos resultados. Los datos disponibles no apoyan una relación causal entre la exposición al talco perineal y un mayor riesgo de cáncer epitelial de ovario".

Los abogados también ignoraron un estudio por la **Dra. Gertig**, de mucho mejor calidad y con un mayor volumen de casos. Esta publicación, por su naturaleza prospectiva y por el gran número de casos evaluados (78,630), tiene bastante más peso que el estudio de Huncharek. Este análisis arrojó resultados un tanto diferentes, pues no detectó riesgo alguno de cáncer de ovario para usuarios de talco, con excepción de un aumento leve en un tipo específico de cáncer de ovario llamado carcinoma seroso invasivo. En este estudio tampoco se observó una relación dosis-respuesta.

Para que el talco aplicado en los genitales pueda provocar un cáncer de ovario debe viajar a través de la vagina y cruzar las trompas de Falopio hasta llegar a los ovarios. Por tanto, Gertig postuló que aquellas mujeres que habían sido esterilizadas por medio de una ligadura de trompas debieran tener una incidencia más baja de cáncer de ovario a pesar de que se aplicaran talco, ya que, al obstruir las trompas, el talco no lograría alcanzar los ovarios.

Al comparar a estas mujeres con las que no tenían ligadura de trompas, no se observó diferencia alguna en la incidencia de cáncer. Esto sugiere que no hay una verdadera relación causal entre el talco y el cáncer de ovario. Los autores concluyeron que sus resultados proporcionan poco apoyo para un vínculo sustancial entre el uso de talco y el riesgo de cáncer de ovario en general.

Para poner todo esto en contexto, comparemos las cifras del aumento de riesgo relacionado al talco, que en el peor de los casos es de un 33%, contra las cifras del **cáncer de pulmón y el cigarrillo**. En mujeres fumadoras, el riesgo de cáncer de pulmón equivale a 1,000% veces mayor que en no fumadoras. Si lo contrastamos con el 33% mayor riesgo de cáncer de ovario en usuarios de talco, veremos que se trata de un aumento anémico comparado con el cigarrillo. Hay que cuestionar entonces la sensatez y cordura del consultor médico de J&J al comparar el riesgo del talco con el del cigarrillo.

La medicina, como demuestran estos dos estudios, está llena de situaciones donde los datos no son blancos o negros. A esto le llamamos las zonas grises. Pero en el mundo legal los veredictos son negros o blancos.

El talco es la sustancia más blanca que me viene a la mente, pero irónicamente los datos en cuanto a su potencial cancerígeno no son blancos ni tampoco negros. Tampoco debe ser ni blanca ni negra la vida de los ejecutivos de J&J. Me los puedo imaginar en los pasillos lamentándose: "¡Que vida gris!".

Columna #32

Pintarse el pelo de rubio, ¿da cáncer?

Publicada 2 abril 2017

Algunas de las quimioterapias que usamos para tratar el cáncer producen **alopecia,** un vocablo que usamos los médicos para referirnos a la **caída del cabello**. Alopecia es un término más erudito que calvicie, pero los pacientes se sienten igual de desolados, ya sean **alopécicos o calvos**. Ya una vez ha terminado la quimioterapia, gradualmente el cabello empieza a crecer y los pacientes a notar las canas. La pregunta obligatoria por parte de las mujeres cuando llega ese momento es: doctor ¿me puedo teñir el pelo? ¿Hay un color más peligroso que otros? ¿El tinte no me hará daño o me dará otro cáncer? Estas preocupaciones ni son nuevas ni son irrazonables.

Hace 41 años surgió la interrogante acerca del posible rol del tinte de pelo como cancerígeno en humanos. Son más de 300 los trabajos científicos que se han escrito acerca del tema. Como podrán imaginarse, algunos estudios sugieren que el tinte de pelo es un cancerígeno, mientras otros concluyen que no.

Las discrepancias son comunes en la medicina y los detractores nos sacan esto en cara, señalando que los médicos no nos ponemos de acuerdo. Son muchos los estudios científicos que arrojan contestaciones contradictorias y esto responde a varias razones.

En primer lugar, hay varios tipos de estudios que se pueden realizar para investigar una cuestión específica. Dependiendo del tipo de estudio, el nivel de evidencia que se produce varía desde lo más alto hasta lo más bajo. Obviamente, un estudio que aporte menos evidencia es más propenso a arrojar conclusiones incorrectas, pero hacer estudios que arrojen evidencia fuerte no siempre es posible.

De hecho, en el caso de los tintes de pelo es difícil hacer estudios de nivel alto de evidencia porque esto requeriría llevar a cabo un experimento prospectivo en el cual a la mitad de las personas se les aplicaría tinte de pelo y a la otra mitad no. Ya que el cáncer no ocurre muy pronto después de la exposición a los tintes, habría que seguir a esas personas por varias décadas para determinar si les da cáncer o no. Y además, ¿a quién le interesaría participar en un estudio como ese (con pocas ventajas o ganancias para el participante), y cuántos tendrían la disciplina de no violar el estudio siguiendo las normas de no pintarse el cabello durante décadas, o, por el contrario, hacerlo con regularidad, durante casi toda su vida?

Se podrán imaginar que ese tipo de estudio no es realista ni práctico. Como consecuencia, tenemos que conducir **estudios que llamamos retrospectivos**, como por ejemplo, pedir a los pacientes que respondan a un cuestionario donde se les pregunta si se han pintado el cabello, y por cuánto tiempo lo han hecho. Aunque esto arroje algunos datos que pueden ser de importancia, el nivel de evidencia no es tan alto como en el estudio prospectivo, ya que está sujeto a muchos errores, incluyendo la memoria imperfecta del participante.

Aún más, en el caso de los tintes de pelo, existen muchos factores a considerarse, como por ejemplo **el color; si es**

permanente o semipermanente; la frecuencia con que la persona se expone al tinte, y el tiempo total de exposición. El tipo de cáncer que el tinte produce también es otro factor importante, porque los químicos utilizados se vinculan con algunos tipos de cáncer, pero no con otros.

Los estudios que por primera vez identificaron un riesgo de cáncer, revelaron que los linfomas, mielomas y las leucemias eran los cánceres más comúnmente atribuibles a los tintes, pero estos estudios se realizaron en personas expuestas antes de 1980. La relación entre los tintes y los linfomas, mielomas y leucemias ya no se considera válida. Veamos por qué. **En la década de 1970 se descubrió que los tintes de pelo contenían compuestos cancerígenos conocidos como arylaminas.** A partir de 1980 los manufactureros modificaron los tintes, removiéndoles muchos de estos cancerígenos. Por tanto, después de esa fecha los tintes tienen mucho menos riesgo de cáncer, pero no significa que están totalmente libres de cancerígenos.

Esto significa que el año en que la persona comienza a usar el tinte se convierte en otra variable que debe considerarse. Finalmente, se sabe que los tintes oscuros tienen un mayor potencial de producir cáncer comparado con los tintes más claros. Esto se atribuye a que los tintes más oscuros contienen una mayor concentración de moléculas cancerígenas.

En estudios más recientes, los tintes de pelo han sido asociados más comúnmente con cáncer de vejiga que con otros tumores. Quizás no nos deba sorprender esto ya que muchos de sus compuestos químicos se eliminan por la orina, y por tanto entran en contacto con la vejiga. Sin embargo, la evidencia de que los tintes causan cáncer de vejiga en personas que se los aplican de la manera usual, es poca o ninguna.

Por el contrario, en el caso de peluqueras y peluqueros que están en contacto con los tintes casi todo el tiempo, el riesgo es más importante y se calcula que puede alcanzar hasta casi el doble más que el resto de la población, sobre todo en aquellos que han trabajado en este oficio por más de diez años. Lo que no queda claro es si este riesgo elevado se debe mayormente a casos cuya exposición ocurrió antes de 1980, porque esa información tan importante no está disponible en los estudios.

Si después de leer todo esto usted decide que pintarse el pelo vale la pena, pues probablemente esté tomando la decisión correcta, pero no olvide que los tintes claros tienen menos riesgo. **¡Que inteligente nuestro "Team Rubio"!**

Y aparte del beisbol, y sin la menor intención machista, los norteamericanos alegan que las rubias se divierten más. Como dicen en su vernáculo, "blondes have more fun".

Columna #33

Lo bueno y lo malo de lo natural

Publicada 14 mayo 2017

"Si es Goya, tiene que ser bueno". Ese anuncio que recuerdo desde mis años de infancia debe haber calado muy hondo en nuestra psiquis nacional porque se ha arrastrado a otros ambientes incluyendo el de la medicina.

Algunos pacientes comentan "prefiero tal o cual tratamiento porque es natural". El tratamiento puede ser cualquier planta "anticancerosa", desde la moringa o marihuana, hasta el noni o el exótico veneno del escorpión azul de Cuba. Mis oídos entonces reconstruyen la frase de Goya: "Si es natural tiene que ser bueno". Otra variante de este tema es "Doctor, yo no quiero meterle más químicos a mi cuerpo".

Hace muchos años, Muñoz Marín nos comentaba la "confusión de espíritu" de nuestro pueblo refiriéndose al enredo causado por el estatus político. Pienso que el estatus político también nos ha llevado a padecer de otro tipo de confusión, esta vez no de espíritu, sino de entendimiento. Son muchos a los que su lógica turbada le conduce a una fórmula muy simple: natural= bueno y sintético= malo. Esa ecuación debemos examinarla rigurosamente y someterla a prueba.

Algunas sustancias naturales tienen historias muy interesantes. EEUU casi se queda sin uno de sus mejores presidentes, culpa de una sustancia natural. En la primera mitad del siglo XIX los pioneros comenzaron a asentarse en el estado de Indiana. Comenzaron pronto a enfermarse con un padecimiento caracterizado por temblores que frecuentemente desembocaban en la muerte. Por mucho tiempo su causa era un misterio, pero eventualmente se percataron de que se transmitía por la leche de vaca y la denominaron "el mal de la leche". Eventualmente se determinó que el causante era una planta endémica a esa área, Snakeroot Wildflower Eupatorium rugosum". Las vacas comían la planta y por medio de la leche transmitían a los humanos una potente toxina.

En 1809 nació Abraham Lincoln. Para esa época muchas comunidades en Indiana habían sido devastadas por esa enfermedad. Pocos años después, Lincoln quedo huérfano de madre. Luego se determinó que su madre murió de causas "naturales" a raíz de una intoxicación severa con ese producto natural, la planta causante del mal de la leche.

En 1969 Georgi Markov, un novelista y dramaturgo de Bulgaria decidió abandonar su país por diferencias políticas con el gobierno. Una vez fuera de Bulgaria comenzó a criticar de forma muy severa y sarcástica al régimen búlgaro. Un buen día en 1978, mientras estaba esperando una guagua en Londres, sintió un dolor agudo en la cadera derecha. Miró hacia atrás y vio un hombre con una sombrilla que se montaba de prisa en un taxi. Esa noche Georgi desarrolló fiebre alta y tres días más tarde lo estaban enterrando a la edad de 49 años. Luego se determinó que fue un asesinato al estilo de James Bond, perpetrado por la policía secreta de Bulgaria en colaboración con la KGB de Rusia. La causa de muerte fue intoxicación con un proyectil de ricina que fue disparado desde una sombrilla preparada como si fuera un rifle para ese propósito. Y se preguntarán ¿qué es ricina?

La ricina es una sustancia natural derivada de las semillas de una planta muy común con una flor roja muy hermosa. Su nombre es Ricinus communis, llamada higuereta en Puerto Rico. Si se ingiere no hay problema, pero si se inyecta en dosis tan pequeñas como la que cabe en la cabeza de un alfiler, el resultado es la muerte en poco tiempo. No hay antídoto alguno para esta toxina que produce una destrucción masiva de las estructuras celulares responsables por producir todas las proteínas de nuestro organismo.

Y les contaré de mi experiencia como médico con la flor de la campana. Recuerdo cuando yo era residente de medicina haber tratado cantidad de jóvenes en Sala de Emergencia del Centro Médico que llegaban "volando bajito" o "tripeaos" como decimos hoy. Habían preparado un "te de campana" hecho con la atractiva flor natural de la planta de la campana, tan común en los campos de nuestra isla y causante de alucinaciones severas cuando se ingiere.

¿Y qué tal de los adeptos al culto de la "medicina alternativa", que dicen no quieren meterle químicos al cuerpo? Pues químico es todo empezando por H2O, mejor conocido como agua. Mucha gente piensa que químico es igual a sintético y que todo lo sintético es malo una vez entra en el cuerpo. Analicemos esto. Hay muchas sustancias naturales tóxicas, entre otras el mercurio, el arsénico, asbestos, y formaldehido. Quizás no lo crean, pero estos químicos no son sintéticos, pero sí son terribles una vez entran en el cuerpo. De hecho, de todas las toxinas conocidas, la más letal es el botulinum; es natural, pero es 1 millón de veces más venenoso que cualquier producto toxico sintético.

Por otro lado, hay un sinnúmero de productos sintéticos que son verdaderos salvavidas. ¿A alguien se le ocurriría tratar con una hierba natural un choque séptico causado por la temible bacteria Pseudomonas, en vez de usar un antibiótico sintético? Si se atreve a hacerlo, le garantizo la muerte en cuestión de horas.

- **Tradiciones milenarias**

Otro error de lógica es pensar que, si es natural y encima es una tradición milenaria, es aún mejor. A raíz de mi columna del "Yerberito", una persona comentó acerca de un grupo indígena, los Burushos, cuya longevidad era impresionante. Presuntamente vivían hasta los 140 años y esta persona estaba convencida de que era debido a la dieta natural y milenaria exclusivamente basada en nueces. Pues resulta que investigaciones más recientes revelaron que esto es un mito y la expectativa de vida de ese grupo étnico es de 53 años los hombres, y 52 las mujeres, además tenían problemas de salud por carencia de elementos importantes en la dieta. Pero cuando se diseminó el mito, el gobierno carecía de un registro demográfico y los Burushos medían su edad basándose en la sabiduría de la persona. A las personas sabias les asignaban más edad porque para ellos, un año nuestra era equivalente a tres años en una persona sabia.

Una lógica más atinada nos debe conducir a una nueva fórmula: natural= bueno o malo y sintético= bueno o malo. La realidad es que lo natural puede ser tan provechoso o tan terrible como lo sintético. Ojalá la vida fuera en blanco y negro sin tonos grises.

Y en cuanto a tradiciones milenarias, ¿qué tal los cavernícolas que le pegaban con garrotes a sus mujeres al estilo Trucutú? Esta tradición milenaria no ha desparecido totalmente, solo hemos suprimido el garrote. ¿A alguien que no sea sádico o masoquista le atrae esta tradición milenaria?

Columna #34

Desodorantes y cáncer

Publicada 7 agosto 2016

Los pacientes siempre preguntan: ¿por qué me ha dado cáncer?

En algunos casos es fácil responderles, pero en la mayoría no es posible. Tomemos el caso del cáncer de mama. En aquellas pacientes portadoras de un gen hereditario de cáncer de mama conocido como el "brca", la respuesta es fácil.

En otras que padecen de obesidad, ese factor puede ser parte de mi contestación, pero en la mayoría de los casos desconocemos si existe alguna explicación, como por ejemplo un factor ambiental que lo causó o simplemente el paciente se ganó una lotería perversa.

Para el año 2000 empezaron a circular correos electrónicos difundiendo una nueva explicación: que los desodorantes que contienen antitranspirantes eran la razón. ¿Quién comenzó esta cadena? No sabemos.

¿Cuáles son los fundamentos de esta teoría? Sabemos que hasta dos de cada tres tumores malignos de la mama se originan en la parte del seno cerca de la axila donde aplicamos los desodorantes. Como dato adicional, los desodorantes/antitranspirantes contienen aluminio que se puede absorber por la piel y su absorción puede aumentar si la mujer se afeita las axilas. Se alega también que a los hombres no les da cáncer de mama porque no se afeitan las axilas.

Los compuestos de aluminio pueden tener efectos parecidos al del estrógeno, el cual se piensa puede contribuir al desarrollo de cáncer de mama. Estos desodorantes también contienen otra sustancia llamada parabenos, que se usa en muchos cosméticos. Los parabenos también tienen un efecto estrogénico débil parecido al del aluminio. Esto es una hipótesis en busca de ser corroborada.

Para ser convincentes y científicamente válidos, los estudios que examinan la causa del cáncer de mama deben comparar casos de pacientes con cáncer con casos de personas sanas. Estos últimos los usamos como grupo comparador, los llamados "controles" en jerga científica.

El estudio más grande y de mejor calidad lo hizo la Dra. Dana Mirick del prestigioso Fred Hutchinson Cancer Research Center en Seattle, Washington. Ella entrevistó 813 mujeres con cáncer de mama y les preguntó acerca de su uso de desodorantes y antitranspirantes. Hizo lo mismo con 793 mujeres del grupo control que no tenían cáncer. Los resultados fueron contundentes: el riesgo de cáncer no era diferente en los dos grupos, por tanto los datos no apoyaron la hipótesis de que estos productos aumentan el riesgo de cáncer.

En un estudio más pequeño proveniente de Irak, el Dr. S. Fakri y otros científicos estudiaron 54 casos con cáncer de mama y los compararon con 50 casos sin cáncer de mama. Encontraron que 52% de los que tenían cáncer usaban desodorantes mientras que 82% de los casos sin cáncer los usaban. La conclusión es obvia: no pudieron encontrar una asociación entre cáncer de mama y uso de antitranspirantes.

La Dra. Philippa Darbre, científica inglesa, dejó de aplicarse desodorante cuando encontró que de veinte tumores malignos del seno que ella examinó, todos contenían parabenos. El único problema con este dato es que la Dra. Darbre no examinó el tejido normal no canceroso para determinar si también contenía parabenos. La Dra. Darbre, en respuesta a las críticas a su artículo, contestó que ella en ningún momento dijo que los parabenos producían cáncer de mama.

En el momento actual, a pesar de que la mayoría de los cosméticos contiene parabenos, los manufactureros han decidido eliminarlo de los desodorantes y solo el 2% de estos productos lo contienen.

El único estudio que favorece la posibilidad de una relación entre el cáncer de mama y los desodorantes fue el que realizó el Dr. Kris G. McGrath, quien estudió a 437 mujeres todas con cáncer de mama. Su premisa era que, si los desodorantes producen cáncer de mama, aquellas mujeres que empezaron a usar desodorantes desde una edad temprana, debieran desarrollar cáncer de mama a una edad más joven que las que empezaron a usarlo más tarde. Y efectivamente, esto fue lo que McGrath encontró en su estudio. Sin embargo, ese estudio ha sido criticado porque solo incluyó pacientes con cáncer de mama y no incluyó un grupo control sin cáncer.

No obstante, tan formidable fue la preocupación a través del planeta, que el Comité Científico de la Unión Europea, que evalúa productos del consumidor, juzgó todos los estudios disponibles acerca del tema y el 28 de enero de 2005 emitió una opinión en cuanto a la cuestión de los desodorantes y el cáncer de mama. La opinión fue unánime: no existe evidencia científica acerca de esa relación.

Por lo pronto, las mujeres pueden estar tranquilas y sus parejas y familiares pueden aspirar el olor perfumado y... no lo contrario.

Columna #35

El azúcar y el cáncer

Publicada 17 julio 2016

Todavía recuerdo vívidamente un incidente en que una de mis pacientes, que ya dejó de serlo, vino a su cita visiblemente alterada y recriminándome de forma apasionada porque en la recepción del Centro de Cáncer habíamos colocado unos bombones para cualquiera que le interesara endulzarse el paladar. Acto seguido, luego de propinarme un enérgico regaño, procedió con una disertación acerca del daño que hace la azúcar a los pacientes con cáncer, preguntándome si yo no sabía que el cáncer se alimenta de la azúcar. Este tema de las azúcares se ha convertido para muchos pacientes en un credo incuestionable e irrebatible.

Después de morderme la lengua y escucharla sin interrumpirle su lección, procedí a explicarle que sí, que ella tenía razón en que el cáncer se alimenta de la azúcar, pero también lo hacen el cerebro y el resto de las células normales del cuerpo. Si bajamos la azúcar a cero en la sangre, sin duda mueren todas las células de cáncer junto con el paciente. Pero esto, además de no ser deseable, tampoco es posible, porque el dejar de comer azúcar tampoco la va a reducir en sangre ni a cero ni remotamente cerca de cero.

De acuerdo a la Asociación Americana del Corazón, dependiendo del sexo, las mujeres no deben ingerir más de 6 cucharaditas de azúcar diariamente, y los hombres no más de 9 cucharaditas diarias. Una lata de un refresco carbonatado contiene 8 cucharaditas de azúcar. El promedio del consumo diario de azúcar en EE.UU. es de 22 cucharaditas diarias. A esto hay que añadir el hecho de que consumen en su dieta poco menos de un cuarto de libra de azúcar diariamente.

No debemos descuidar que hay otros alimentos que contienen o que se convierten en glucosa en el cuerpo, tales como el pan, el arroz, algunos vegetales, frutas, pastas, leche, y la miel entre otros. Pero de todos, los más sobresalientes ofensores son las bebidas carbonatadas, las cuales se deben evitar a como dé lugar.

El llamado azúcar refinado es otro ángulo interesante. Hace ya tiempo se viene hablando de las desventajas del azúcar refinado, que es el que usualmente se le añade a las bebidas carbonatadas y a las comidas procesadas. El azúcar refinado es un azúcar que ha sido extraído del melao de la caña para hacerlo sólido y de color blanco.

El azúcar refinado tiene una mala reputación. Veamos por qué. Lo que conocemos como azúcar, la que le añadimos, por ejemplo, al café, es sacarosa que consiste de una combinación de dos tipos de azúcar, 50% fructosa y 50% glucosa. El "azúcar natural", derivado de las frutas, contiene alrededor de 55% fructosa y 45% glucosa, por tanto, no es tan diferente al azúcar refinado y al azúcar natural. La realidad no es que el azúcar natural sea superior, es que el azúcar refinado se absorbe rápidamente por el intestino especialmente cuando se consume en bebidas carbonatadas y además no produce la sensación de saciedad, o de sentirte lleno. Al absorberse rápidamente del intestino, el azúcar refinado aumenta el nivel de glucosa en la sangre y en respuesta a este acelerado aumento del nivel de glucosa, el páncreas se ve forzado a producir una considerable cantidad de insulina. La insulina es obligatoria para que las células del cuerpo puedan utilizar la glucosa, porque le permite la entrada a su interior.

En contraste con el azúcar refinado, el de las frutas se absorbe más paulatinamente porque la fibra de las frutas causa que la digestión y la absorción en el intestino sean más lentas. Además, gracias a la fibra, uno se siente más lleno y por ende termina ingiriendo menos cantidad de azúcar que cuando la consumes de las bebidas carbonatadas. Como resultado, la carga de glucosa en la sangre es menos y la producción de insulina después de comer frutas no es tan marcada como con el azúcar refinado. Como explicaré más adelante, este dato puede tener gran importancia. La idea prevalente de que el azúcar en las frutas es superior al azúcar refinado no es correcta. La diferencia es la forma como el cuerpo maneja una versus la otra.

Cuando el cuerpo se enfrenta repentinamente a una alta carga de azúcar en la sangre como ocurre con las bebidas carbonatadas, no la puede utilizar toda y ¿qué hace para remediar esto? Con tal de no desperdiciarla, la convierte en grasa causando obesidad y un exceso de grasa a su vez causa resistencia a la insulina. Por eso es que los diabéticos tipo 2 casi siempre son obesos, porque la obesidad le causa resistencia a la insulina. No es porque no puedan producir insulina, sino lo contrario, producen mucha insulina, pero el cuerpo no responde normalmente a la insulina debido a la resistencia inducida por la obesidad. Eventualmente, después de mucho tiempo, el páncreas se agota de tanto producir insulina y deja de producirla, empeorándose así su condición.

¿Y los azúcares naturales tales como la miel, el jarabe de arce ("maple syrup") y los néctares de agave son más saludables que el azúcar refinado? El contenido de calorías es el mismo que en el azúcar regular y no tienen la fibra beneficiosa de las frutas, por tanto, no son superiores excepto quizás porque contienen más antioxidantes.

Muchos piensan que ingerir azúcar excesivamente es lo que causa la diabetes, pero esto no es correcto. Lo que el exceso de azúcar sí causa es obesidad, que a su vez causa resistencia a la insulina, lo cual puede iniciar la diabetes tipo 2. La diabetes tipo 2 se ha asociado con algunos tipos de cáncer como el de mama, vejiga, colon, útero y páncreas. Sabemos que el denominador común de la diabetes tipo 2 y estos tumores es la obesidad. ¿A qué se debe esto? Se piensa, aunque esta hipótesis no se ha comprobado todavía, que el exceso de insulina y de su primo hermano, el IGF, son factores de crecimiento para las células cancerosas. Por tanto, la diabetes y el consumo exagerado de azúcar, especialmente la refinada, pueden estar implicadas en la iniciación o al menos en el avance del cáncer.

¿Y si el azúcar es problemática, cuán seguros son los edulcorantes o "endulzadores" artificiales tales como Sweet and Low, Equal, Stevia y Splenda? En experimentos en ratas de laboratorio, cuando algunos de estos edulcorantes se administran en dosis sumamente altas, pueden inducir cáncer. A pesar de que los modelos de animales experimentales son poco eficaces en predecir la toxicidad de un producto en humanos, cuando sí identifican algún efecto toxico como el cáncer, hay que subir bandera. Hasta ahora no se ha identificado estos endulzadores como cancerígenos en humanos, pero no es mala idea evitarlos o al menos usarlos muy juiciosamente.

En fin, como todo en la vida, la moderación es la clave. Un bombón no te va a matar de cáncer, pero si te comes cien, esto puede conllevar riesgos a tu salud. También es importante señalar que dejar de comer azúcar no te va a curar del cáncer si ya lo tienes, pero puede ayudar a disminuir algo el riesgo de adquirirlo, porque evitas la obesidad.

Mi paciente no tenía razón en su histeria por el bombón, pero después de todo, tampoco estaba demasiado lejos de la verdad.

En resumen, no debemos simplificar un tema tan complejo como lo es el cáncer reduciéndolo a un simple bombón. Para tranquilidad de todos, ya no colocamos bombones en la recepción.

Parte V: Otros temas de interés

Columna #36

¿A qué se debe mi cáncer de mama?

Publicada 3 Septiembre 2017

Al escuchar esta pregunta, el médico le explicará a su paciente las diferentes causas del cáncer de mama, tales como los factores hereditarios o el uso excesivo de hormonas para combatir los síntomas de la menopausia. Pero la contestación más común suele ser ésta: "En su caso, no puedo darle una buena explicación".

Y es que la mayoría de las veces la razón es muy simple: las células normales del seno, al dividirse y replicar su ADN, cometen un error. Ese error o mutación al azar es lo que las convierte en células cancerosas, pero por fortuna casi siempre la propia célula es capaz de reparar su falta. Este fenómeno puede ocurrir varias veces todos los días. En otras palabras, todos los días nos da cáncer y todos los días nos curamos solos. Únicamente cuando la célula no logra reparar el daño, entonces gana el cáncer la primera de varias batallas.

Al ocurrir esto, se activa el segundo frente: nuestras "defensas", entiéndase el sistema inmune, que es capaz de identificar y aniquilar esa célula cancerosa. No obstante, ocasionalmente todos estos sistemas fallan, permitiéndole así a las células malignas evadir todos nuestros escudos. Este proceso es como una lotería, o quizá realmente debería decir como una ruleta rusa. Desde luego que esta última explicación satisface a pocas mujeres y al llegar a casa acuden al Dr. Google. Al no encontrar una simple solución ahí, proceden a una búsqueda más exhaustiva en internet y finalmente terminan en las redes sociales. Ahí sin duda encontrarán diversas explicaciones. Veamos.

Hace dos semanas tuve la ocasión de dar una charla en el Colegio de Abogados. Durante la sesión de preguntas, surgió el tema de las mamografías, a las cuales se les ha atribuido un efecto cancerígeno. Me percaté de que algunas mujeres perciben que la radiación emitida durante la mamografía es lo que les ha causado su cáncer de mama. Pero con los equipos radiográficos modernos y bien calibrados, la cantidad de radiación recibida es tan mínima, que equivale a lo que una persona recibe del medio ambiente durante un periodo de tres meses. También hay quienes piensan que las mamografías, al aplastar el seno, pueden causar "una acumulación de toxinas" que les provoca un cáncer. Igualmente existe la creencia de que ese breve aplastamiento puede causar que un pequeño tumor se disemine por el cuerpo. Otra leyenda urbana es que los sostenes con varillas también causan una acumulación de toxinas cancerígenas. No hay absolutamente ninguna veracidad detrás de estas creencias. De modo que el verdadero peligro no yace en las mamografías como tal, sino en que estas falsas ideas ocasionan que muchas mujeres eviten hacerse mamografías.

Preocupadas por el falso peligro de este estudio, piensan que la sonografía es preferible porque no emite radiación y no aplasta el seno. Debe quedar absolutamente claro que la sonografía no es un método aceptable para la detección temprana del cáncer de mama. El uso correcto de la sonografía es como complemento a la mamografía y no como sustituto.

Mucho más preocupante es la patraña orquestada por varios farsantes que han intentado engañar al público alegando que la mamografía se debe sustituir por otra técnica conocida como la termografía, que no emite radiación. Falsifican datos diciendo disparates tales como que "una mamografía emite una cantidad de radiación equivalente a mil placas de pecho". Otros pregonan que la termografía es una mamografía libre de dolor, ya que no aplasta el seno, mientras que los más fantasiosos sostienen que esa técnica es capaz de detectar el cáncer de mama 10 años antes que la mamografía. La termografía en este momento no ha sido comprobada como efectiva en la detección temprana del cáncer de mama, pero si en algún momento se comprueba su eficacia, debo señalar que los proveedores que actualmente interpretan esas imágenes en Puerto Rico no tienen el debido adiestramiento. Es inexplicable que la Junta Examinadora de Médicos permita a estos personajes practicar la medicina. Pero algunos no son ni médicos, mucho menos expertos en imágenes. Se autodenominan naturópatas, aunque no explican dónde está la parte natural de una máquina de termografía.

Un correo electrónico que lleva circulando ya diez años en las redes, relata los peligros del agua embotellada en plástico, en especial el riesgo de contraer cáncer de mama. En este email nos advierten que si se nos queda una botella de agua en el carro y ha estado expuesta a temperaturas altas, no debemos tomarla porque la dioxina del plástico se disuelve en el agua, contaminándola. También dice que no debemos calentar en el microondas ninguna comida en contenedores plásticos, ni calentar agua o congelarla en botellas plásticas. Aseguran que "han encontrado estas toxinas en el tejido mamario" y terminan diciendo: "¡Este es el tipo de información que necesitamos saber y que puede salvarnos!". La mayoría de estos correos vienen falsamente endosados por entidades prestigiosas, comúnmente por la "Universidad de John Hopkins". El nombre correcto de esta universidad es Johns Hopkins, así que esto instantáneamente delata la falsedad del mensaje. Aparte de eso, ¿cuánto hay de cierto en el peligro del plástico?

Las botellas de plástico utilizadas para envasar el agua potable en los Estados Unidos son estrictamente reguladas por la FDA y sujetas a los mismos estándares de seguridad que los aditivos alimentarios. Eso no quiere decir que el agua vendida en botellas de plástico esté cien por ciento libre de toxinas. Por ejemplo, estudios realizados sobre agua embotellada encontraron trazas de sustancias potencialmente peligrosas que habían migrado aparentemente del plástico hacia el agua. Pero lo importante es que esas cantidades son minúsculas. Uno de los fundamentos esenciales de la disciplina de toxicología es que "la dosis es lo que hace el veneno". La dioxina en cantidades minúsculas no es un veneno. El mejor ejemplo de este principio es el Botox, que se compone de la toxina más potente que existe en la naturaleza: el botulinum. Sin embargo, en las dosis minúsculas que se usan en cosmética, esta potente toxina se convierte en la gloria y felicidad de las mujeres ya mayorcitas, y también de algunos hombres presumidos.

¿Y que les puedo contar de las mujeres que usan bicarbonato de soda en las axilas en vez de desodorantes comerciales? Pues aparte de que ustedes ya saben el resultado inmediato, porque el bicarbonato no es buen desodorante, estas mujeres están convencidas de que los antitranspirantes causan cáncer de mama. Otro mito. El Comité Científico de la Unión Europea, que evalúa productos del consumidor, juzgó todos los estudios disponibles acerca de este tema y emitió una opinión unánime: no existe evidencia científica acerca de esa relación.

Como oncólogos habremos fracasado al no poder explicarles bien la causa de cada cáncer de mama a nuestras pacientes, pero podemos triunfar si logramos transmitirles que pueden acudir con tranquilidad mental a aplastarse los senos, perfumadas con desodorante comercial, bien hidratadas con una botella plástica llena de agua en la cartera, y sin las ansiedades ocasionadas por los cientos de correos engañosos que circulan diariamente en las redes.

Columna #37

Última hora: Descubren el gen del alcoholismo

Publicada 22 julio 2018

- **¿Qué hace un oncólogo hablando de alcoholismo sin ser alcohólico ni psiquiatra?**

María Eugenia, una de mis hijas, que es médico, trajo a mi atención un artículo que acaba de publicarse en la renombrada revista *Science*. Ella se dedica al cáncer de tiroides, que nada tiene que ver con el alcoholismo, pero encontró el articulo tan fascinante que me lo envió inmediatamente, y a mí también me entusiasmó. Ya se habrán percatado de que dicho escrito contiene hallazgos excepcionales y muy novedosos.

Solo un 15% de las personas que prueban el alcohol se convierte en alcohólicos. ¿Qué es lo que distingue este 15% del 85% que no desarrollan adicción al alcohol? Sabemos que el alcoholismo tiene unas bases orgánicas. Esto lo que significa es que uno **no** se convierte en alcohólico porque le gusta el sabor del alcohol, ni por un trauma psicológico o por un trastorno puramente emocional, sino por una enfermedad con robustas bases físicas. Recuerdo vívidamente cuando, en una conferencia, uno de mis profesores en la Escuela de Medicina de la UPR, el psiquiatra Carlos Avilés Roig, nos hablaba de que usualmente la gente mezcla el alcohol para disimular su sabor, que no es muy agradable. Planteaba él que la gente bebe alcohol por sus efectos, y no por su sabor... aunque tengo que añadir que el vino puede ser una excepción a esa regla.

La gente tampoco bebe alcohol en exceso porque sus padres no los criaron bien, ni por un déficit de religión. Uno de los datos que hace tiempo conocemos acerca del alcohol, es que hasta el 60% de los alcohólicos tienen un pariente cercano con problemas de dependencia de sustancias, incluyendo alcohol, drogas ilícitas o nicotina.

No hay que ser un genio para entender que, si el alcoholismo es un problema genético, debe tener una explicación en los genes, y los genes son estructuras químicas. Como bien nos decía el bioquímico español Severo Ochoa, premio Nobel en Medicina, "La vida es explicable casi, si no en su totalidad, en términos químicos. El amor es física y química". Si hasta el amor es física y química, ¿cómo no va a serlo también el alcoholismo? En cierto sentido las enfermedades emocionales seguramente tienen también una base química.

Hace años se está buscando frenéticamente cuál es el gen o genes causantes del alcoholismo. Las bases químicas de esta enfermedad habían sido sumamente difíciles de comprobar, hasta que el joven investigador sueco Eric Augier publicó su estudio reciente.

Utilizando ratas de laboratorio, Augier las alimentó con una dieta de alcohol por 10 semanas. Luego de estas 10 semanas, les dio a escoger entre seguir tomando alcohol o cambiar a una dieta consistente de una bebida con un sabor más atractivo y sin alcohol. Solo un 15% de las ratas escogieron el alcohol en vez de la bebida sin alcohol. Curiosamente es el mismo porcentaje de humanos que son adictos al alcohol.

Entrenar a un animal no es difícil. O le das una recompensa para que siga haciendo algo deseable, o le das un castigo para que no repita el comportamiento indeseable. Por esta razón, los resultados del próximo paso en el experimento fueron sumamente sorprendentes. Augier intentó disuadir a las ratas alcohólicas de seguir consumiendo alcohol. Cada vez que tomaban alcohol les administraba un choque eléctrico y hasta les cambió el sabor del alcohol añadiéndole una sustancia amarga, pero a pesar de eso seguían ingiriendo alcohol. Cualquier parecido con el comportamiento de los alcohólicos humanos no es mera coincidencia.

El próximo paso fue estudiar el cerebro de estas ratas. Examinaron seis regiones y todas, excepto una, eran normales. La única anormal que identificaron en las ratas alcohólicas fue la llamada "amígdala" que nada tiene que ver con la garganta. Es una región bien profunda en el cerebro que controla algunas emociones como, por ejemplo, el estrés y el miedo. Y aquí fue que se toparon con una sorpresa la mar de interesante. Identificaron en la amígdala de estos ratones alcohólicos una deficiencia de la molécula cerebral llamada GAT3. Esta molécula tiene un rol muy importante en el funcionamiento correcto de la amígdala. ***Los ratones con deficiencia de GAT3 padecen constantemente de ansiedad, miedo y estrés. El alcohol es una forma muy efectiva de combatir esos síntomas, provocando así una*** dependencia y eventualmente una adicción a esta sustancia.

No queda duda que la deficiencia de GAT3 tiene un rol en causar alcoholismo en las ratas. ¿Cómo sabemos que es así? Porque en otro experimento los mismos investigadores cogieron las ratas que no eran alcohólicas y les redujeron la cantidad de GAT3 en el cerebro, y ¿qué sucedió? Se convirtieron en ratas alcohólicas. Con ese experimento lograron comprobar causa y efecto.

Muy bien, pues ya hemos logrado entender las bases moleculares del alcoholismo en ratones, pero el alcoholismo de los ratones no representa un problema para la sociedad. Al contrario, los ratones borrachos podrían ser una bendición para los humanos. Lo que pretendemos es entender el alcoholismo en humanos para así poder desarrollar una cura. Con ese propósito, Augier decidió ir un paso más allá: examinó cerebros de individuos alcohólicos que habían decidido que a su muerte se usaran sus cabezas para investigación médica. Al igual que en las ratas, no encontraron nada inusual en cinco de las seis regiones del cerebro. Pero en la amígdala encontraron bajos niveles de GAT3. ¡Touché! ¡Caso cerrado!

Los alcohólicos son víctimas de sus propios genes... y a ellos nunca se les brindó la oportunidad de seleccionarlos. Cierto que pueden elegir ser o no alcohólicos, pero la naturaleza les ha jugado un truco que les hace extremadamente difícil esa decisión. En fin, estos hallazgos deben motivarnos a ver al alcohólico de la misma forma que al diabético tipo 1. Este último es deficiente en insulina mientras que el alcohólico es deficiente en GAT3.

Este experimento eventualmente debe redundar en una terapia efectiva para el alcoholismo. El próximo paso será buscar como aumentar GAT3 en el cerebro humano. Piensen en todos los beneficios que esto acarrearía para la humanidad. Para empezar, descenso en accidentes automovilísticos, menos divorcios y desempleados.

Y una cosa más… si a los ratones logramos disminuirles el GAT3, los gatos se los almorzarían más rápido.

Columna #38

Estrés, depresión y cáncer

Publicada 6 noviembre 2016

En uno de los conversatorios que celebramos dos días por semana en el Centro de Cáncer del Auxilio Mutuo, una de las participantes, visiblemente afectada y con lágrimas en los ojos, me preguntó si el estrés que ella sufría podía desembocar en un cáncer. Después de un hermoso matrimonio de 60 años con un hombre a quien ella sin la menor duda adoraba, falleció su esposo, un abogado muy conocido y prestigioso. Hacía alrededor de un año que había ocurrido esto, pero ella no había logrado todavía superar ese episodio tan doloroso. Esta situación incluye no solo un elemento de estrés, sino también de depresión, dos cosas diferentes, pero comúnmente atadas.

El estrés y su relación causal con el cáncer es una pregunta recurrente en las interacciones con mis pacientes. El sistema inmune juega un rol muy importante en el control del cáncer. Personas cuyo sistema inmune no funciona bien, no se pueden defender del ataque de un cáncer incipiente. Queda claro que el estrés puede alterar el sistema inmune debido a ciertos cambios hormonales, y es lógico que si esto ocurre el potencial de desatar un cáncer sea real. Pero ¿existe evidencia científica de la relación entre el estrés y el cáncer?

Debo comenzar por aclarar que existen diferentes grados de estrés. No es comparable en magnitud ni en duración el estrés que nos produjo el tapón de una caravana política al del estrés que padecieron las víctimas del holocausto en Europa, una situación de máxima angustia. Un estudio de 258,048 judíos que sobrevivieron el holocausto, demostró que estos tenían un riesgo de cáncer alrededor de tres veces mayor comparado con 57,496 judíos que emigraron de Europa antes del holocausto. A primera vista es lógico atribuir esto al estrés, pero sin embargo el factor más prominente y que mejor se correlacionó con el cáncer, más que ningún otro, fue la hambruna que sufrieron.

Otro estudio importante comparó la frecuencia de cáncer en mujeres que en su vida habían experimentado uno o más factores estresantes serios al de otro grupo sin estresores. No se pudo detectar diferencia alguna en la tasa de cáncer entre los dos grupos. Este estudio ha sido criticado porque no evaluó el estrés sino los estresores. Obviamente no todas las personas reaccionan igual a los mismos estresores. De hecho, un estresor común como lo es un divorcio, para algunas personas no es un estresor, sino un motivo de gran alegría. En los EE.UU. tienen gran popularidad los "divorce parties". Obviamente sería preferible medir el estrés como tal, en vez de los estresores, pero ¿cómo se mide algo tan intangible?

Cualquier estudio científico por obligación debe medir algo en concreto. La ciencia no es ciencia sin la capacidad de medir los ingredientes y asignarles números. No es válido preguntar si la persona está bajo estrés, porque estrés tenemos todos, especialmente en estos días de Junta e incertidumbre. Lo importante es la cantidad de estrés. Varios estudios adicionales no han logrado demostrar una clara relación entre el estrés y el cáncer. No podemos medir el estrés en libras ni en pulgadas, y es ahí donde quizás surge parte del problema.

¿Y qué tal la depresión? El estrés y la depresión frecuentemente conviven, pero no siempre el estrés lleva a una depresión y no siempre la depresión produce estrés. Aunque la depresión tampoco es medible con una gran precisión, al menos tenemos una escala semicuantitativa la cual divide la depresión en dos categorías: mayor versus menor, dependiendo de varios factores. Revisemos los datos acerca de la depresión y el cáncer. En décadas previas al 1980, varios estudios en torno a la depresión como posible causa del cáncer produjeron resultados conflictivos. Pero en 1998 un estudio prospectivo por Penninx del Instituto Nacional de Salud, muy bien diseñado, probó en definitiva que existe una clara relación entre estas dos condiciones. Aquellos con historial de depresión seria por seis años o más, experimentaron una incidencia de cáncer casi el doble al compararlos con los que no sufrían de depresión seria. El comprobar que existe esta relación sugiere, pero no prueba necesariamente, que el estrés fue lo que causó el cáncer. Además, debo comentar que lo que llamamos cáncer es un conglomerado de cientos de diferentes tumores. Puede que la depresión se asocie con algunos, pero no con todos, lo cual convierte el análisis en uno más complejo, pero en el estudio de Penninx, el aumento en cáncer fue en prácticamente todos los tipos de tumores.

El cáncer de por sí también puede causar depresión. Por tanto, una pregunta importante es si el paciente con cáncer que ya sufre de depresión tiene un menor éxito con el tratamiento para su enfermedad. Un estudio muy bien conducido en 199 pacientes con cáncer que se sometieron a un trasplante de medula ósea, demostró de forma contundente que aquellos que padecían de una depresión mayor tenían una mortalidad mucho más alta que los demás. Si esta diferencia se debe a cambios en el sistema inmune causados por la depresión, no queda claro.

Los métodos utilizados por los pacientes para combatir la depresión varían desde la religiosidad, el yoga, la música y hasta los medicamentos antidepresivos, pero nunca se ha estudiado si el combatir exitosamente la depresión, disminuye el riesgo de cáncer.

La Ley PROMESA promete causar depresión a un sinnúmero de personas y, desde ese punto de vista, se le puede considerar como potencial "cancerígeno". Los próximos meses en Puerto Rico prometen ser turbulentos. Confiemos que esto no se acompañe de un alza en la incidencia de cáncer en la isla.

Columna #39

Sexo y cáncer

Publicada 23 octubre, 2016

Antes de un paciente comenzar en quimioterapia, a menudo me pide un minuto en privado. Usualmente ya sé de qué trata ese minuto que realmente nunca es un minuto. Es que el paciente quiere tener una conversación acerca de los riesgos de las relaciones sexuales durante el tratamiento.

El tópico de sexo y cáncer es sumamente amplio, pero lo que a los pacientes les interesa es un tema mucho más definido y preciso. Las preguntas suelen ser razonables y mis contestaciones suelen variar de acuerdo a si el que pregunta es hombre o mujer.

¿Puedo tener relaciones sexuales cuando estoy recibiendo quimioterapia? La contestación a esta pregunta es compleja porque son diversos los aspectos a considerar. Ni en la escuela de medicina, ni durante la residencia en oncología, se adiestra apropiadamente a los médicos en cómo manejar este tema cada vez menos tabú.

Primero hay que tomar en cuenta cuál es el tipo de quimioterapia que está recibiendo el paciente y también si el paciente es hombre o mujer. Dependiendo del tipo de quimioterapia, los contajes de glóbulos blancos, las llamadas "defensas", suelen bajar alrededor de 8-15 días después de cada ciclo de tratamiento. Luego de esto vuelven a subir hasta que de nuevo bajan en la próxima tanda.

En las mujeres, el acto sexual durante la fase en que las defensas están bajas puede ser arriesgado porque existe el potencial de una infección urinaria que en presencia de glóbulos blancos bajos puede convertirse en un problema más serio. Por otra parte, las células vaginales se pueden afectar por la quimioterapia y cualquier trauma menor durante las relaciones sexuales puede introducir bacterias a la sangre.

Idealmente quisiéramos saber cuál es el contaje de glóbulos blancos antes de que la paciente en tratamiento con quimioterapia comience a tener relaciones sexuales. Pero obviamente la mujer no va a decirle a su pareja "con permiso mi amor, que tengo que ir al laboratorio de la esquina a examinarme la sangre antes de tener sexo".

Aun cuando los contajes de sangre están normales, las mujeres pueden adquirir infecciones del tracto urinario, especialmente cistitis (infección de la vejiga). Pero eso no tiene la misma seriedad que una cistitis cuando los glóbulos blancos están bajos. Siempre las mujeres deben vaciar la vejiga después de tener sexo. El propósito es expulsar las bacterias que hayan ganado acceso a la vejiga, pero si los contajes están muy bajos, la situación es más seria y puede que no se resuelva con orinar. Por último, la quimioterapia puede disminuir los contajes de plaquetas, y si llegaran a bajar demasiado, la mujer podría sangrar durante la relación sexual.

Por eso, cuando me preguntan si se puede tener relaciones sexuales durante la quimioterapia, mi contestación suele ser que las mujeres deben tener mucha precaución. Es preferible evitar la penetración vaginal durante la segunda semana de la quimioterapia porque es el tiempo cuando los contajes de sangre están en su punto más bajo.

El sexo anal es todavía más peligroso durante los días en que los contajes están bajos porque en el recto habitan innumerables bacterias que pueden ganar acceso a la sangre y producir una infección seria llamada septicemia. Sin embargo, los hombres que reciben quimioterapia no tienen tanto riesgo de infección.

Otra pregunta que surge de cuando en vez es si se le puede pegar el cáncer a su pareja. Hay que advertir que el cáncer "no se pega", excepto si el cáncer que padece el paciente es causado por un virus. En ese caso, ese germen se puede transmitir de una persona a otra y eventualmente causarle un cáncer a la pareja. Por suerte, son pocos los tumores causados por un virus. Entre ellos está el cáncer del cuello de la matriz, el cáncer anal y cánceres de la base de la lengua, que en algunos casos es provocado por un virus conocido como HPV. En esos casos hay que tomar precauciones.

- **Otros peligros del sexo durante la quimioterapia**

Cuando las mujeres están recibiendo quimioterapia deben tomar precauciones para evitar quedar embarazadas. Igualmente, los hombres que reciben quimioterapia deben evitar que su pareja quede embarazada.

La mayor parte de las quimioterapias suelen ser peligrosas para el feto si se administran durante el primer trimestre del embarazo, porque muchas de estas drogas pueden causar anormalidades congénitas muy serias. El riesgo es muchísimo mayor durante el primer trimestre porque es el periodo durante el cual se están formando los órganos, no así durante el segundo y tercer trimestre. Entre las drogas más preocupantes, pero no la única, está la Lenalidomida, de la familia de la talidomida, notoria por las alteraciones fetales que ocurrieron durante la década de 1950, los llamados "bebes de talidomida" que nacían sin extremidades o con extremidades deformes.

- **Libido durante la quimioterapia y la hormonoterapia**

La quimioterapia usualmente no altera la libido, pero el estrés y las preocupaciones de los pacientes que reciben quimioterapia sí pueden alterar su bienestar y causar impotencia en los hombres, y falta de apetito sexual en las mujeres. No obstante, existen drogas para el tratamiento del cáncer de próstata que pueden eliminar la libido totalmente. Estas drogas mayormente son parte del tratamiento hormonal usado para casos avanzados de cáncer de próstata. Luego de terminar el tratamiento con estas hormonas, el apetito sexual del hombre puede aparecer nuevamente.

- **Relaciones de pareja después de una mastectomía**

Aunque se ha dicho que después de un diagnóstico de cáncer de mama, 25% de los hombres abandonan a su pareja, hay estudios científicos que indican que esas cifras son exageradas. Pero sí existen datos que destacan que después de un diagnóstico de cáncer en un hombre, sin importar que tipo de cáncer, su esposa lo atiende con mucha dedicación, hasta el punto que la frecuencia de divorcio en hombres recién diagnosticados con cáncer es más baja que en parejas saludables. Muchos hombres tienen dificultad en bregar con la alteración de la imagen física femenina después de una amputación del seno. Sin embargo, esto casi nunca ocurre cuando a los hombres se les amputan los testículos. Las mujeres usualmente no los abandonan.

Hoy día, en el manejo de cáncer de mama, contrario a lo que practicábamos antes, se intenta preservar el seno. En vez de la mastectomía total, aspiramos a hacer una mastectomía parcial precisamente para evitar los cambios psicológicos que causa la amputación total del seno. En casos en los que no es posible la preservación del seno, se puede recurrir a la alternativa de la cirugía plástica.

No son pocos los problemas que enfrentan las mujeres con cáncer. Para los hombres, los retos son menos. Podemos señalar que esto no es justo, pero ¿desde cuándo la justicia no ha sido un desafío para las mujeres?

Columna #40

Las cenizas tóxicas de Peñuelas

Publicada 29 enero 2017

Los nombres que se le otorgan a algunos lugares suelen ser a veces enigmáticos. En la República Dominicana existe un vecindario llamado Barrio Encantado. Encantado puede significar algo muy agradable pero también puede denotar algo que está hechizado. En ese vecindario, una joven llamada Amparo, perdió su primer hijo durante el quinto mes de embarazo. El feto estaba monstruosamente desfigurado. Según reportan, en Barrio Encantado hay una cantidad exagerada de abortos y malformaciones catastróficas como "omphalocele", condición en que el bebé nace con los intestinos fuera del vientre. La incidencia de omphalocele en Encantado es más de 100 veces por encima de lo esperado. Pudiera uno pensar que Encantado está sometido a los más infames hechizos, los del demonio. Pero más que encantado, el barrio está intoxicado con cenizas de carbón exportadas de Puerto Rico hacia la República Dominicana bajo un contrato con Applied Energy Systems (AES). El contrato tenía como fin protegernos, removiendo las cenizas de nuestra isla. La lógica es simple: que se intoxiquen los dominicanos y no los puertorriqueños. Pero después de varios años, los dominicanos revocaron el contrato. Seis familias de Barrio Encantado, afectadas por las cenizas, demandaron a la compañía AES en la Corte Superior de Delaware, y lograron transar un pleito multimillonario.

Desprovistos de la "solución" de exportar el problema a la República Dominicana, ahora tenemos que lidiar con nuestras cenizas. Estas se producen en la planta de AES en Guayama, al quemar carbón para generar electricidad. Luego se recogen y se depositan en Peñuelas. Este último municipio tiene la cuarta tasa más alta de cáncer de la isla. Estas cenizas se han usado también como relleno en Salinas para construir urbanizaciones y al igual que Peñuelas, este municipio figura en el nefasto "hit parade" del cáncer, entiéndase que tiene una incidencia de cáncer por encima del 90% de todos los pueblos. Aunque con los datos disponibles no podemos científicamente concluir que la alta incidencia de cáncer en esos dos municipios se debe exclusivamente a las cenizas, no deja de ser un detalle sumamente preocupante.

Estas cenizas contienen metales pesados y entre los más prominentes están el cadmio, berilio, plomo, cromo hexavalente y arsénico. El plomo se ha asociado con defectos congénitos incluyendo "omphalocele". ¿Suena familiar? El arsénico en el agua puede causar cáncer en la piel, pulmones, vejiga y riñón. Su inhalación puede causar cáncer de pulmón. El cadmio se sospecha que además de sus efectos perjudiciales a los riñones y al tracto respiratorio, también tiene un vínculo con cáncer de pulmón. En 2010, una prueba independiente realizada a cenizas de carbón de la AES, utilizadas como relleno en la Urb. Parque Gabriela de Salinas, demostró un alto contenido de metales pesados y radioactividad hasta tres veces lo permitido por la EPA.

Sin embargo, la EPA ha rehusado clasificar estas cenizas como tóxicas y a menos de 72 horas de haber juramentado, el presidente Trump ordenó a la EPA que cese todo contacto con la prensa. También se prepara para recortarle más de

$800 millones. No sería extraño que pronto la EPA clasifique las cenizas como favorables al medio ambiente.

En 2016, Jorge Albarracín y otros miembros de la Escuela de Salud Pública de la UPR completaron un estudio de la prevalencia de diversas enfermedades en dos comunidades en Guayama y compararon los resultados con Fajardo donde no hay cenizas. El estudio indicó que los vecinos de Guayama tenían aproximadamente 3 veces más probabilidad de padecer asma en comparación con los residentes de Fajardo; 3 más en incidencia de bronquitis, y 4 veces más de enfermedades de la piel. Además, el estudio reveló que la prevalencia de abortos espontáneos era seis veces más en Guayama que en Fajardo. Este último hallazgo es alarmante porque se asemeja a la situación en Encantado. Otro estudio de la Universidad de Louisville arrojó resultados similares en EEUU.

Más preocupante que las cenizas, es la inacción del gobierno en estudiar el asunto y de la EPA en controlar el vertedero de Peñuelas. El gobierno no ha comisionado un estudio para determinar si el ambiente alrededor de la planta de Guayama y el depósito en Peñuelas están contaminados con metales pesados, pero un estudio de la EPA determinó que la percolación de arsénico, boro y cromo en las cenizas de la planta de Guayama donde alcanzaron niveles inaceptables. La exadministradora regional de EPA en el Caribe, Judith Enck, enfatizó en particular los niveles preocupantes de arsénico. Según Hiram Torres Montalvo, del grupo de ciudadanos "Puerto Rico Limpio", la EPA durante la administración de Obama fue sumamente proactiva con el tema de las cenizas en EEUU, pero en Puerto Rico arrastró los pies.

No solo eso, sino que en 2016 asignó fondos para limpiar comunidades contaminadas en EEUU, excluyendo a Puerto Rico. Tampoco ha exigido que se cumplan las normas para que los depósitos estén protegidos de forma que no se filtren los metales pesados fuera del área de acopio.

¿Y qué solución tiene este problema? De acuerdo con el director ejecutivo de la AEE, Javier Quintana, el cerrar la planta de carbón de AES, que genera el 16% de la energía en la Isla, subiría notablemente el costo en las facturas, pero la Ingeniera Ingrid Vila opina que el aumento sería poco y que la planta periódicamente se inactiva para mantenimiento, sin impacto serio en las operaciones.

Al enfrentarse a este conflicto, el gobernador Ricardo Rosselló consideró la siguiente solución: "Ciertamente, y siendo responsables… cuando tiene que ver con salud, hay que actuar con antelación. Yo me inclino a ...depositar las cenizas en otro lugar en lo que se dilucida la controversia".

Estas palabras provocan una serie de interrogantes. ¿Cuál es la controversia en cuanto al contenido de metales tóxicos y radioactividad? ¿Hay controversia en cuanto a Barrio Encantado? ¿No son preocupantes los resultados del estudio de la Escuela de Salud Pública? ¿Y si no encontramos "otro lugar" que reciba nuestras cenizas? ¿Y si lo encontráramos, sería ético transferirle el problema a otro para resolver el nuestro? ¿La salud de otros países es menos importante que la nuestra? ¿Vale menos un dominicano que un puertorriqueño?

El debate sigue. Donde hay un fuego no aclarado, sospechas tóxicas quedan.

Columna #41

¿Por qué no siempre funciona la quimioterapia?

Publicada 4 diciembre 2016

Durante la dictadura de Franco, España se hundió en el oscurantismo científico más grave de su historia, pero luego que Franco desapareció, España resurgió y se convirtió en una potencia mundial en la investigación científica.

Recientemente una de mis pacientes me envió un artículo de la prensa española donde reseñaban los experimentos de un científico español de Cataluña, el doctor Manel Esteller. Una de las figuras más importantes en la biología del cáncer es el doctor Esteller, y por esa razón el artículo capturó mi atención de inmediato. En síntesis, se refiere a una pregunta que mis pacientes frecuentemente me hacen cuando el tratamiento con quimioterapia no surte buenos resultados: ¿Doctor, por qué no me funcionó?

El funcionamiento del cuerpo humano está dirigido por genes que a su vez están compuestos de trozos de ADN. Cada una de los miles de millones de células del cuerpo humano contiene un par de estos 19,000 genes, la mitad heredados de la madre y la otra mitad del padre. Estos genes son los que dirigen las múltiples funciones de cada célula. Por ejemplo, las células del páncreas producen insulina por órdenes de un gen que le dirige a hacerlo.

Uno de los genes más importantes, descubierto hace unas pocas décadas, tiene un nombre extraño: p53. El p53 juega un papel fundamental en el origen del cáncer y también en la respuesta del tumor a la quimioterapia. Veamos por qué.

Sabemos que el cáncer está causado por daño al ADN de las células normales. Cuando alguna sustancia tóxica en el ambiente produce una avería irreparable en el ADN de una célula, eso puede encaminarla a convertirse en una célula cancerosa. Para evitar que esto ocurra, el cuerpo usa un mecanismo por el cual aniquila esa célula averiada. Quiere decir que la célula averiada, pero todavía no cancerosa, se sacrifica por el bien común del cuerpo, cometiendo "suicidio" para evitar propagarse.

¿Cómo es que logra suicidarse? Lo hace a través del gen p53, cuya función principal es precisamente matar las células averiadas si es que el daño causado al ADN es tan serio como para no poder ser reparado. Pero como cualquier otro gen, el p53 también se puede averiar y cuando esto ocurre, la célula pierde la capacidad de "suicidarse". El resultado a largo plazo puede ser un cáncer. Podemos entonces pensar que el p53 es un gen que nos protege del cáncer y, si faltara o dejara de funcionar, nos vamos a enfermar.

La quimioterapia que usamos para tratar el cáncer mata las células cancerosas usando este mismo mecanismo de "suicidio" inducido. La quimioterapia lo que hace es causar daño serio al ADN de las células malignas (lamentablemente afecta algunas células normales también). El p53 entonces sacrifica esas células averiadas y así es que la quimioterapia mata las células cancerosas.

Pero, ¿qué pasa si el gen p53 está averiado? En ese caso no sería capaz de detectar el daño a la célula maligna y fracasaría en su misión de eliminarla. Quiere decir que la quimioterapia tampoco funcionaría. En muchos tumores podemos determinar si el gen p53 de las células cancerosas está averiado y en esos casos podemos predecir que la quimioterapia no va a funcionar. En esos pacientes no vale la pena administrarles quimioterapia y debemos buscar un método diferente para curarle el cáncer. Pero, curiosamente, existen muchos casos en que el gen p53 está intacto, y a pesar de eso la quimioterapia no funciona. La contribución científica del doctor Esteller es que ha descubierto la explicación de este fenómeno.

Para poder entender su descubrimiento tenemos que comprender que para que los genes puedan funcionar, primero tienen que expresarse usando un "mensajero", que es una molécula llamada ARN. Si el gen p53 está intacto, uno espera que todo funcione bien. Pero no siempre es así. Si el gen no logra expresarse y formar ARN, entonces no puede llevar a cabo su función. Es el equivalente a una persona cuyas cuerdas vocales están intactas, pero es muda y no puede hablar para dar las órdenes necesarias. Esto es lo que llamamos la epigenética o la ciencia de la expresión de los genes. Lo que el doctor Esteller descubrió es precisamente que en ciertos tumores el gen p53 está intacto, pero no se "expresa", y la quimioterapia no cumple con su cometido.

¿Y cómo nos ayuda esto a curar el cáncer? Pues nos da el pie forzado para otro descubrimiento futuro: cómo vamos hacer para que ese gen se exprese. Ese es el desafío que nos queda por delante para que la quimioterapia funcione todavía mejor. Suena a ciencia-ficción, pero la realidad es que estamos muy cerca de controlar la expresión de los genes. De hecho, ya existen varias drogas para tratar el cáncer que trabajan de esa forma. Lo que no hemos logrado es especificarles a las células, con gran precisión, cuál gen queremos activar. Personalmente estoy convencido de que en un futuro podremos activar la expresión del gen p53 para sensibilizar todas las células malignas a la acción de la quimioterapia, pero mejor aún, aspiro a que un día no tengamos que depender de la quimioterapia y que podamos tratar el cáncer con terapia dirigida, que consiste en inmunoterapia y drogas "biológicas" mucho menos tóxicas. Estas drogas, al ser diferentes a la quimioterapia, no dependen del gen p53 para matar las células cancerosas.

Existen ya un sinnúmero de estas nuevas drogas y vamos encaminados rápidamente en dirección de sustituir la quimioterapia por la terapia dirigida. No es una quimera, ni una fantasía. De hecho, ya hemos dado los primeros pasos en esa dirección. De este tópico hablaremos en otra columna.

Nota al calce: En la columna 9, titulada "El final de la quimioterapia" discuto como se va moviendo el campo de la oncología médica hacia sustituir la quimioterapia por drogas "biológicas" diseñadas para tratar el cáncer de una forma más selectiva, en vez de matar tanto las células normales como las malignas.

Columna #42

Entrando al mercado de la marihuana

Publicada 8 agosto 2016

"Sigue el dinero, siempre sigue el dinero" le dice el personaje de Deep Throat a un reportero de *The Washington Post* en la película *All the President's Men*, que trata del notorio escándalo de Watergate. Lo que apuntaba Deep Throat era que el rastro del dinero es la clave para entender los sucesos políticos. Este eslogan se ha transformado en una regla analítica fundamental.

El gobernador firmó una orden ejecutiva para legalizar la marihuana medicinal. Pronto se empezará a vender este producto en la isla. La razón de que se hiciera por orden ejecutiva y no por legislación, responde a la fuerte oposición que tuvo la propuesta original de despenalización de la marihuana en 2013.

En 2015 todavía no se vislumbraba la aprobación de ninguno de los dos proyectos legislativos para la legalización y llegó al punto que todo se había desvirtuado hasta convertirse en un proyecto piloto para permitir investigaciones científicas relacionadas al uso de la marihuana medicinal. La oposición provenía mayormente del sector religioso, pero también del sector profesional.

- **Sigamos la pista del dinero**

No sabemos con certeza cuándo y por qué empezó a cuajarse la idea de legalizar la marihuana como producto medicinal en Puerto Rico. Posiblemente fue antes de 2013. Pero lo que sí sabemos es que no transcurrió mucho tiempo desde que se comenzó a discutir públicamente a finales de 2013 hasta que en 2014 aparece un tal Stuart W. Titus, alto ejecutivo de la compañía estadounidense Medical Marihuana Inc., explicando a sus accionistas que "gastamos más de $700 mil en 2014 en cabildeo y viajes para ayudar a legalizar Puerto Rico, otros estados y otros mercados" (Reporte Anual del 2014 Medical Marihuana Inc. por Stuart Titus, CEO). ¿Sería el Sr. Titus el responsable de introducir la idea por primera vez? Sin duda que había otros cabilderos además de Titus.

Las proyecciones económicas en EE.UU. predicen que la industria de la marihuana alcanzará los $35 mil millones para 2020. Lógicamente, cifras como estas le encienden con billetes los ojos a cualquier funcionario del gobierno. Algunos pensaron que ésta era la solución para todos nuestros males económicos y no los estoy culpando porque pensar así no es inmoral o ilegal, y tampoco es incorrecto si realmente fueran cifras reales y aplicables a nuestra isla.

Desconocemos a quién o quiénes les tocó qué parte de los $700,000 del cabildero del Sr. Titus y de otros cabilderos, para "ayudar a legalizar la marihuana" en Puerto Rico. Esos son otros veinte pesos. Lo que sí queda claro es que detrás de todo este interés en la marihuana medicinal, no hay mucho de altruismo ni de ciencia o generosidad. Lo que sí hay es un interés económico tanto de parte de unos inversionistas como del gobierno.

- **¿Pero sirve para algo la marihuana medicinal?**

Como ya discutí en mi artículo anterior, la marihuana medicinal consiste de muchos compuestos, pero los principales son el tetrahidrocannabinol (THC) y el cannabidiol (CBD); no sabemos cuál de los dos es mejor. ¿No les parecería lógico entonces que el reglamento aprobado hubiese incluido, aunque sea un mero 1% de los ingresos, para financiar la investigación científica con el propósito de dilucidar esta y otras dudas? La investigación clínica con el fin de responder a esas preguntas científicas tiene un costo que de alguna forma hay que sufragar. El reglamento contiene unas cláusulas que regulan como se debe llevar a cabo la investigación científica de la marihuana medicinal, pero a nadie se le ocurrió que para hacer investigación hay que generar fondos para financiarla. Lamentablemente, ni los científicos ni los pacientes tienen cabilderos. En otras palabras, la pista del dinero terminó en la ciencia.

¿Está todo perdido? ¿No es rescatable este asunto? Puede que sí, pero esto se resolverá solamente si uno de los candidatos, con inclinación científica, se interesa. Esto no es remediable con células madres ni tampoco con decir "me vale".

- **¿Qué oportunidades de éxito económico tiene la marihuana medicinal?**

No olvidemos que los seguros médicos no cubren ni el costo de la marihuana ni de las visitas médicas. ¿Y podrán los manufactureros competir con otros productos disponibles en el mercado? Es preocupante la facilidad con que se puede comprar el aceite de cannabis con alto contenido de THC en el mercado negro, léase "los puntos", por un costo que ahora fluctúa entre $60-340 por mes. No sabemos a estas alturas cuánto costará el THC en el mercado legal a partir de noviembre, pero sospecho que el mercado negro le presentará una fuerte competencia al gobierno. De la misma forma, preocupa la facilidad de conseguir el producto y el bajo costo del CBD, el cual en este momento se vende abiertamente en las tiendas y en el internet. Me imagino que el CBD se lo ofrecerán a los pacientes como una alternativa más barata que el THC sin tan siquiera saber si es efectivo.

Y sin duda debemos prepararnos para los anuncios engañosos. Ya están pregonando por TV un producto que se vende por $141 y que es "100% natural" y derivado de las semillas de la planta de marihuana. Por alguna razón la palabra "natural" siempre evoca un elemento sobrenatural, pero no es ese realmente el engaño... es que las semillas de esta planta no contienen ni THC ni CBD ni ningún elemento que remotamente pueda considerarse beneficioso. Pero claro que es legal vender este producto. ¿Por qué no va a ser legal si no contiene THC ni los otros cannabinoides?

Consideremos además el engorroso proceso de conseguir el cannabis medicinal bajo el reglamento del gobierno. Por ejemplo, se les exigirá a los pacientes que se registren con el Departamento de Salud y se les expedirá una identificación renovable, válida por un año. Para conseguir esta identificación, deberán presentar una declaración jurada ante Salud, y como requisito para registrarse, se le exigirá al paciente un certificado médico detallando que padece de una enfermedad debilitante como cáncer o SIDA, fibromialgia, epilepsia, migraña, hepatitis C, esclerosis múltiple, Alzheimer, epilepsia, enfermedad de Crohn y hasta trastornos de ansiedad.

En el estado de Colorado la marihuana ha sido todo un éxito económico para el gobierno, pero allí la venta con propósito recreativo es legal. No así en Puerto Rico. ¿Estarán nuestros pacientes dispuestos a pasar por todo este proceso y luego pagar un costo que no sabemos si comparará al del punto donde no tienen que registrarse, o a los productos anunciados por internet? ¿Desatará esto una guerra comercial puntos vs gobierno? Ya veremos.

Columna #43

Una tira de papel para detectar cáncer de páncreas

Publicada: 30 abril 2017

- **La historia es fascinante y me enteré de ella por mi esposa.**

Esta novela de la vida real comienza con un apasionado niño prodigio de 14 años quien, motivado por la muerte de un amigo muy cercano a la familia, decide que él quiere curar el cáncer de páncreas. Como él mismo reconoce, no sabía ni lo que era el páncreas, ni mucho menos su ubicación en el cuerpo. Comenzó por escribir la palabra páncreas en Google. Ahí empezó su travesía. Se le ocurrió una idea muy lógica y original: desarrollar una prueba simple y barata usando una tira de papel parecida a la que se usa para medir la azúcar en la sangre de los diabéticos, pero en este caso se usaría para medir una proteína producida por el cáncer de páncreas. La hipótesis era que esta prueba lo detectaría en sus etapas más tempranas, cuando es curable. La molécula que él investigaba se llama mesotelina.

El niño, de nombre Jack Andraka, se percató de que necesitaba trabajar en un laboratorio con las facilidades necesarias, y preparó una carta que le envió a 193 científicos, de los cuales 192 lo rechazaron. Fue el doctor Maitra, de Johns Hopkins, el único que lo aceptó en su laboratorio.

Allí estuvo siete meses, todos los días después de la escuela y los fines de semana hasta la medianoche, desarrollando un proyecto con el que ganó el primer premio en la feria científica internacional más prestigiosa para estudiantes de escuela secundaria. Conquistó el "Premio Gordon Moore", por un monto de $75,000, al haber diseñado una prueba que, según sus datos, es infinitamente más rápida, menos costosa y más sensible que las tecnologías existentes. Naturalmente, la prensa entró en un delirio frenético y por meses Jack Andraka monopolizó los medios que no cesaban de hablar de este sensacional descubrimiento hecho nada menos que por un niño de 16 años. Fue entrevistado en múltiples programas de televisión, honrado en la Casa Blanca y luego invitado por Michelle Obama al discurso del Estado de la Unión de 2013.

La revista Forbes todos los años hace una selección llamada "30 under 30", que reconoce a los jóvenes que han contribuido significativamente en 20 ámbitos culturales o científicos, o sea, 30 jóvenes en cada campo. Cuando se sometieron las nominaciones, Jack estaba en todas las listas del campo de la ciencia. Sorprendentemente, Jack no fue seleccionado. Matthew Harper, responsable de ese certamen, explicó su decisión: "decidí no incluir a Andraka en la lista, por encima de la recomendación de un jurado experto, porque el trabajo aún no había sido publicado en una revista científica revisada por pares. Es por el trabajo publicado que los científicos son juzgados. Sigo pensando que esta fue la decisión correcta. De hecho, cuando Andraka se ofreció a compartir un borrador de su trabajo que pensaba presentar a una revista científica, mis preocupaciones se profundizaron. George Churchs, de la Universidad de Harvard, uno de los jueces expertos, revisó el documento y pensó que muchas de las afirmaciones de Andraka en cuanto a la rapidez, costo y sensibilidad de su prueba no se podían apoyar con los datos presentados. El consenso fue que la prueba de Andraka era probablemente una pieza publicable en una revista, y un logro notable para un estudiante de secundaria. Pero estaba muy lejos de cambiar la ciencia, y era sólo un pequeño paso hacia el desarrollo de un diagnóstico de cáncer."

En cuanto a la garantía de que su prueba para detectar mesotelina era mucho más sensible que la técnica estándar llamada "ELISA", los datos tampoco lo apoyaban.

De hecho, las conclusiones de Jack se caracterizaban por la hipérbole, algo que en ciencia no encaja bien. Jack aceptó las críticas, reaccionando de forma muy elegante y madura para una persona de su edad. Explicó que "el proyecto es muy preliminar y no tan sofisticado como algunos creen... Mirándolo en retrospectiva me doy cuenta de que era un proyecto de feria de ciencias de escuela secundaria, e inicialmente pensé que podría llegar al mercado en un par de años. Sin embargo, me percaté de que en realidad tardaría mucho más que eso, mucho más."

No es justo criticar duramente a Jack. Exigirle éxito instantáneo en un campo tan complejo es como saltar a un estudiante de segundo año de escuela secundaria a primer año de doctorado y pretender que obtenga notas sobresalientes. Que logre aprobar el año, aunque sea raspando, puede considerarse un éxito genial. Y eso es Jack: un niño prodigio que ganó una feria científica de escuela superior con un proyecto digno para un estudiante de doctorado o post doctorado.

Los hallazgos experimentales primero se deben presentar en un foro científico prestigioso y pasar por el rigor de la revisión de pares, antes que la prensa laica los elogie como un gran avance. Una feria científica de escuela, aunque sea de prestigio, no es un foro científico riguroso... sigue siendo una feria científica de escuela. Esto debiera servir de lección a la prensa para un futuro. Jack ahora estudia su segundo año en la Universidad de Stanford y le auguro y deseo mucho éxito en ese colegio altamente prestigioso y competitivo.*

Mientras, continúa la lucha por descubrir ese examen mágico que logre detectar el cáncer de páncreas en una etapa temprana. Espero que Jack no se desaliente, ni pierda su pasión y arrojo científico. Hacen falta más Jacks en la oncología.

***Nota al calce:** Jack Andraka recién terminó su 3er año de bachillerato en la Universidad de Stanford donde le acaban de otorgar la prestigiosa beca del Harry S. Truman Scholarship Foundation. Jack estudia ingeniería eléctrica y antropología. Todavía sigue persiguiendo investigaciones usando una tira de papel para detectar, entre otras cosas, contaminantes ambientales. Tiene en mente estudiar medicina.

Columna #44

Animales médicos, no médicos animales

Publicada 28 mayo 2017

Si al acudir a su próxima mamografía usted se encuentra con una paloma leyendo las placas en vez de un radiólogo, no se asombre. Sonará como un chiste, pero lean con cuidado lo que les voy a contar. Cuando era niño, justo al lado de mi casa, vivía un oftalmólogo cuyo pasatiempo era cuidar con mucho esmero palomas "de raza"; así era que yo las llamaba, porque no eran aves comunes y corrientes. Lo visité varias veces para admirar esos hermosos pájaros, pero nunca se me ocurrió preguntarle del por qué de su afán con esas palomas. En retrospectiva pienso que ahora entiendo la razón. Es que las palomas y los humanos compartimos un sistema visual muy parecido y como oftalmólogo me imagino que a él le interesaría el tema.

Los pájaros pasan innumerables horas desde la altura explorando el suelo para detectar semillas pequeñas e insectos, por lo que tienen una de las habilidades más refinadas de la naturaleza para analizar patrones visuales complejos y detectar diferencias. El cerebro de una paloma cabe en la punta del dedo índice humano, pero algunos lo consideran "una maravilla de la miniaturización", llena de una cantidad prodigiosa de inteligencia visual que, en algunos aspectos, es superior a la nuestra. Las palomas, por ejemplo, tienen de cuatro a cinco receptores de color en el ojo, mientras nosotros sólo tenemos tres.

A los radiólogos y patólogos les toma muchos años adquirir y refinar sus habilidades visuales, pero las palomas pueden aprender a leer mamografías y biopsias de mama en 20 días. En un artículo publicado en noviembre del 2015, el Dr. Levenson, patólogo en la Universidad de California, relató cómo entrenaron 16 palomas, para no solo leer mamografías, sino también diagnosticar cáncer contemplando muestras microscópicas de las biopsias en la pantalla de una computadora.

A las palomas se les entrenó a picar en el lado izquierdo de la pantalla si la imagen visual era positiva para cáncer o picar en la derecha si era negativa. Si acertaban se les recompensaba con una golosina. Después de un entrenamiento preliminar de 15 días, les daban un entrenamiento más intenso de 5 días. Las aves demostraron tener una notable capacidad y precisión de 90% para distinguir entre un tumor benigno de mama de uno maligno. Algunas de las pruebas incluyeron la identificación de microcalcificaciones en las mamografías (depósitos diminutos de calcio que, en ciertas configuraciones, pueden indicar cáncer de mama). El desafío de detectar estas pequeñísimas y sutiles manchitas blancas contra un trasfondo complejo es similar a lo que las palomas ya hacen rutinariamente en sus ambientes visualmente abarrotados. Tan desarrollado es el sentido visual de las palomas que en la Universidad de Keio, en Japón, un científico logró entrenarlas para diferenciar pinturas de Monet de las de Picasso.

Si el fuerte de las palomas es su gran sentido visual, el de los perros es el olfato. Los humanos entramos a una habitación y miramos la habitación. Un perro entra en la habitación y huele la habitación. Los humanos vemos una cortadura en nuestra pierna. El perro la huele. Hoy día contamos con perros entrenados para detectar narcóticos y plantas importadas ilegalmente en los aeropuertos, al igual que personas desaparecidas.

Las poderosas narices de los perros tienen 300 millones de sensores, en comparación con 5 millones en los seres humanos, 60 veces más que nosotros. Además, los perros tienen un segundo órgano olfatorio en la parte posterior de sus narices, llamado el órgano de Jacobson. Ese sistema doble les permite a los perros detectar los olores únicos del cáncer, un aroma que químicamente se compone de múltiples compuestos orgánicos volátiles.

Una perrita labradora llamada Lucy, aprendió a detectar el cáncer de vejiga, riñón y próstata husmeando la orina de pacientes. A través de los años, Lucy ha sido capaz de detectar el cáncer correctamente en más del 95% de los casos. Esas cifras son mejores que las de algunas pruebas de laboratorio.

Desde el año 400 AC, los médicos antiguos sabían que había algo diferente en el aliento de una persona enferma. El ilustre médico griego Hipócrates solía olfatear el aliento de sus pacientes para descubrir lo que les aquejaba. En un estudio publicado en 2006, en cuestión de semanas, un grupo de investigadores pudo entrenar perros domésticos para distinguir con precisión las muestras de aliento de pacientes con cáncer de pulmón y de mama.

Es incuestionable que en el aliento de personas con ciertos tipos de cáncer se pueden detectar compuestos orgánicos volátiles característicos de su enfermedad. El análisis del aliento se ha utilizado con éxito para diagnosticar la cirrosis del hígado, la diabetes y el cáncer colorrectal. Incluso hay una revista dedicada exclusivamente a ese tema, el Journal of Breath Research. La meta actual es desarrollar una nariz electrónica tan potente como la de los perros y que sea consistente, no sujeto al temperamento ni a la distracción que le puede ocurrir a los perros.

Sin embargo, quedan muchas interrogantes por contestar después de masticar y digerir toda esta información. ¿Los seguros médicos comenzarán a negociar contratos con palomas en vez de radiólogos y patólogos? ¿Bajarán los costos médicos al contratar palomas? ¿Quién les pagará el seguro de impericia médica a las aves? ¿Cómo podrán las palomas firmar por su diagnóstico? ¿Será con un picotazo o con las huellas de sus patas? ¿Qué pensaría la agencia reguladora, FDA de EEUU, en cuanto a cómo controlar las palomas? ¿Cómo se les cobrará la contribución sobre ingresos?

Dicen que las siglas MD significan "medio dios". Los MDs debemos reflexionar acerca de este asunto de animales médicos y tomarlo como una prueba de modestia. Detrás de todo esto también existe una ventaja para Puerto Rico, y es que los animales no tienen la opción, ni tampoco el interés, de abandonar la isla para marcharse a EEUU con el fin de escapar de los dolores de cabeza que padecemos por causa de algunas aseguradoras.

El Gobernador debe prestar más atención a las palomas y a los perros. Puede que los animales sean parte de la solución. Pero, advertencia: no pretenda respirarle en la cara a su perro y pensar que él va a dar una vuelta de carnero en la cama si usted tiene cáncer. Ese método sin duda es económico pero no intente ahorrarse unos chavitos sustituyendo el PET scan que le ordenó su médico por el perrito Fido que no cobra nada. Cierto que Fido es una mascota pero el "PET" scan no es lo mismo que un escaneo por mascotas.

Columna #45

Muchas gracias, María

Publicada 1 de octubre 2017

Mi esposa Myrta alega que soy un optimista empedernido y que eso es muy afín con mi especialidad, la oncología. Creo que tiene razón, porque siempre busco y encuentro el lado positivo a toda calamidad. Mi tendencia es a ver el vaso medio lleno en vez de medio vacío. Pero lo cierto es que hacía tiempo que no me sentía tan bien físicamente y de momento me percaté por qué.

En mi condominio los ascensores sufrieron una seria avería después del huracán María, forzándome a subir y bajar 12 pisos por las escaleras cargando un maletín que pesa como 30 libras. Al principio me causó mucho dolor en las piernas, algo que con el pasar del tiempo se disipó, una vez mi condición física se optimizó con el ejercicio continuo. He decidido que cuando pueda, usaré las escaleras para mantenerme en forma.

Como no hay ventanas en las escaleras, pensamos que ese sería el lugar más seguro del condominio y ahí pasamos las 12 horas más críticas del huracán. En esas escaleras me tropecé con vecinos que yo no conocía y con otros que conocía, pero con los cuales pocas veces conversaba, aparte de los buenos días de rigor dentro del ascensor.

Mi perrito, un enano llamado Chori, rescatado de las inmediaciones de un hotel resort en Isabela, es el terror de este condominio. Fue un animalito abusado. Cada vez que alguien se le acercaba, su reflejo era tirarle a morder a los pies ya que no alcanza más arriba de eso, sin duda un comportamiento que aprendió en defensa propia. Myrta ha observado que Chori, al estar en contacto directo con tanta gente nueva, se ha civilizado y ya no muerde. En fin, toda esta experiencia ha sido como una repetición, un "replay", del magistral cuento de José Luis González, "La noche que volvimos a ser gente".

Este terrible aprieto me ha revelado la gran solidaridad de los puertorriqueños en la diáspora. Me ha convencido de que los boricuas más boricuas son los que viven fuera de la isla. Individuos que yo pensaba que no se sentían identificados con el terruño, han dado muestras de una solidaridad impresionante, involucrándose, tratando de ayudarnos en esta crisis sin precedente. Aun sin haber presenciado de primera mano esta catástrofe, la han sufrido aún más que algunos de los que vivimos en la isla.

Desde Houston, Texas, se consiguieron siete aviones privados para volar con cargamentos de más de un millón de dólares en medicinas donadas, además de otros artículos de primera necesidad. En dos helicópteros se transportaron sendos generadores desde República Dominicana. Esto se logró gracias al esfuerzo colaborativo de mis dos hijas en Houston, mayormente de María Antonia (Marian), con la asistencia de María Eugenia. Qué terrible ironía que ambas llevan el mismo nombre que el monstruo que nos visitó el 20 de septiembre. Marian ha trabajado tenazmente recabando donaciones y organizando ese esfuerzo conjuntamente con otros puertorriqueños, incluyendo el joven Dr. Mario J. Polo, entre muchos otros. Marian lleva ya tres días prácticamente sin dormir y al momento que escribo se encuentra en el aeropuerto Hobby, a las 3:00 a.m., haciendo otra entrega. Obviamente, mi esposa Myrta supo muy bien inculcarles los valores humanos más esenciales. Pero esta devoción no se limita a los boricuas de Houston. Es un fenómeno que ocurre a través de otras ciudades de Estados Unidos, y en otros países. Cuando uno es testigo de esta solidaridad de la diáspora, se olvida por el momento de los sociópatas que andan asaltando por las calles, robando gasolina y agua.

He logrado entender que el agua es más importante que los celulares y que estos de nada valen, si no se contestan. Tampoco de nada vale el apoyo de la diáspora si no podemos conseguir información de cómo hacerle llegar estos donativos al gobierno. Hay muchas áreas donde debemos realizar mejoras. En el Centro de Mando del gobierno, localizado en el Centro de Convenciones, los teléfonos tienen una señal extraordinariamente fuerte. Por desgracia, no contestan las llamadas y fue necesario visitar personalmente el lugar para conseguir la información de la logística de la entrega y distribución de las donaciones de medicinas. No se le ha dado la publicidad necesaria a cómo proceder con la entrega de donativos.

El pasado jueves me enteré de que la primera dama de Puerto Rico está organizando un centro de acopio de donativos en su oficina, los cuales se distribuyen a los alcaldes, me imagino equitativamente y rompiendo líneas partidistas. Sin embargo, escuché por radio que es la Administración de Asuntos Federales (PRFAA) la agencia encargada de este esfuerzo. Ayudaría mucho si publicaran en los diarios quién realmente está a cargo. Quizás el general de tres estrellas

Buchanan pueda explicarles los fundamentos de cómo se organiza este esfuerzo.

Sin embargo, sigo optimista. Recién me enteré de que vamos a ser un poco menos colonia, al menos durante 10 días. Nuestro ilustre presidente nos dará la oportunidad de vivir sin las leyes de cabotaje en la isla por ese corto periodo de tiempo. Y hasta la Junta Fiscalizadora ha declarado que ahora todo hay que revaluarlo nuevamente. ¿Ven, que no hay mal que por bien no venga? Gracias, María, pero por favor no vuelvas a visitarnos.

Columna #46

¿Y si un tatuaje causara cáncer?

Publicada 15 Octubre 2017

Soy producto de la post guerra mundial. Que conste que de la segunda, no la primera. Aunque mi padre no peleó en la guerra, él me recordaba jocosamente que era veterano de la Guerra Contra la Malaria. Como fruto de esa época, tengo muchos recuerdos, además de prejuicios que los más jóvenes no entenderán.

Recuerdo vívidamente cuando de los barcos descendían como cabros de monte las manadas de marineros sobre los muelles del Viejo San Juan para pasar un buen rato en el bar más cercano. Usualmente este era el legendario burdel de Toni Tursi. Con pocas excepciones, los marineros exhibían una diversidad de tatuajes que adornaban sus brazos con emblemas que me recordaban a Popeye el marino.

Cuando me criaba, tatuarse la piel era una cafrería. Ya no es así. Me imagino que habrán llegado a sus propias conclusiones acerca de mis prejuicios contra los tatuajes, que solo he logrado modificar al observar algunas amigas con tatuajes más finos que los de aquella época.

Las estadísticas indican que solo 15% de los "*baby boomers*" de mi época se han tatuado, y sospecho que muchos lo han hecho en tiempos recientes. Sin embargo, de la nueva generación de jóvenes llamados *millennials*, el 40% se ha tatuado. ¿Pero a qué viene todo esto? Es que ahora, para añadir leña al fuego de mis prejuicios, y para que me gusten menos los tatuajes, se ha levantado una sospecha que estos pueden aumentar el riesgo de cáncer, específicamente linfoma.

¿Cómo puede un simple tatuaje producir un linfoma? Cuando se aplica un tatuaje, no toda la tinta inyectada se queda en la piel. Parte se va a las glándulas linfáticas de las axilas o de la ingle, dependiendo de dónde se inyecte la tinta, y de ahí otra parte más pequeña se distribuye al torrente sanguíneo. Pero lo más importante es que ese tinte es capaz de producir una estimulación continua del sistema inmune y de las glándulas linfáticas, las cuales crecen en tamaño.

Se sabe ya por experiencia previa que la estimulación continua del sistema inmune puede desembocar en un linfoma. Un análisis reciente de estos tintes recién publicado en la revista *Scientific Reports* ha revelado que, además de los pigmentos, también contienen otros productos químicos, incluyendo níquel, cadmio, manganeso, cromo, cobalto y dióxido de titanio. Algunos de estos elementos, como el cromo y el níquel, se han reconocido como cancerígenos por varios años.

Se preguntará el lector como se ha permitido el uso de cancerígenos en los tatuajes. Pues la regulación gubernamental de los tatuajes se ha concentrado mayormente en velar y prevenir las infecciones. Pero resulta que ahora los efectos secundarios van mucho más allá de las infecciones. La complicación más común son los granulomas, una reacción inmune benigna que puede producir engrandecimiento de las glándulas linfáticas. Hay cientos de casos de granulomas secundarios a tatuajes que han sido descritos en la literatura médica.

En una búsqueda rápida realizada para esta columna, encontré unos 20 artículos en los que se describen casos de pseudolinfomas y también de linfomas que se desarrollaron en la piel, precisamente en el mismo sitio de un tatuaje.

Para que quede más claro este punto, debo explicarles brevemente que los linfomas son tumores malignos que se originan de unas células llamadas linfocitos. Estos linfocitos están presentes esencialmente en todo el cuerpo, ya que ellos tienen la capacidad de transitar de un órgano a otro. Existen más de 50 tipos de linfomas, pero los dividimos en los "no-Hodgkin" (los más comunes) versus los "Hodgkin". También debe quedar claro que casi la mitad de los linfomas no-Hodgkin se pueden presentar en órganos como el estómago y la piel, por ejemplo, mientras que la mayoría se presentan como tumores de las glándulas linfáticas del cuerpo.

El primer caso de un linfoma atribuible a un tatuaje fue descrito en 1978 y ocurrió justo encima del tatuaje. En ese caso, al igual que en otros que le siguieron luego, fue fácil atribuirle el linfoma al tatuaje, pero ¿qué tal los casos donde el linfoma ocurre en áreas remotas al dibujo? Esos son más difíciles de comprobar y se necesitarán estudios epidemiológicos para poder hallar la relación.

Las infecciones son fáciles de atribuir a los tatuajes porque ocurren pocos días o semanas después de aplicárselos, pero los linfomas malignos pueden tardar muchos años en aparecer, ya que el proceso es uno lento que incluye numerosos pasos en su inducción. Un linfoma que ocurre en un sitio remoto al tatuaje, después de 15 años, es más difícil de achacárselo al tatuaje. Obviamente no a todas, ni tampoco a la mayoría de las personas tatuadas les dará cáncer. En este momento no hay suficientes datos para calcular el grado de riesgo. Para poder determinar científica y matemáticamente la probabilidad, y asignarle una cifra cuantitativa, será necesario la intervención de epidemiólogos. En este momento solo podemos concluir que los datos acumulados nos deben abrir bastante los ojos y generar un grado de inquietud.

Y a propósito, ¿a ustedes nunca les ha llamado la atención las protuberantes masas deformes de Popeye, precisamente donde tiene un tatuaje de un ancla en cada brazo? Busquen en *Google* una imagen de este curioso personaje y se asombrarán. Creo que pueden ser masas linfomatosas. Quién sabe si Popeye fue la primera víctima, mucho antes del caso de 1978.

Columna #47

¿Ya te vacunaste contra el cáncer?

Publicada 26 Noviembre 2017

Esta pregunta, en un futuro cercano, se escuchará con la misma naturalidad con que ahora se oye: ¿ya te vacunaste contra la influenza?

Cuando veo a una víctima del polio en silla de ruedas, casi siempre personas mayores de 65 años, no puedo menos de pensar en lo afortunada que fue la humanidad cuando Jonas Salk descubrió la vacuna contra esa enfermedad, a tiempo para protegernos de un sufrimiento tan incapacitante. Gracias a las vacunas, innumerables infecciones, además del polio y la viruela, han sido prácticamente erradicadas.

La historia de las vacunas es muy interesante. Un medico inglés, de nombre Edward Jenner, había escuchado que las personas que ordeñaban vacas infectadas con viruela nunca se enfermaban con el mortal virus. A él se le ocurrió, en 1796, obtener material de las lesiones de piel de una ordeñadora que se había infectado con el virus de la viruela de las vacas, una infección similar pero mucho menos seria que la viruela humana. El pus de estas lesiones se lo inoculó a un niño saludable de ocho años. Varios días después, inyectó al niño con material de viruela humana y como no se enfermó, concluyó que la exposición a la viruela de vacas lo había protegido de la viruela humana.

Aunque se piensa que los chinos ya habían experimentado con vacunas anteriormente, la historia de la medicina le atribuye a Jenner la primera vacuna. Su conclusión fue basada en un solo caso, pero afortunadamente tuvo razón. Hoy día un experimento como ese le hubiese costado la cárcel.

Si la vacunación contra el cáncer fuera tan simple como la de la viruela, ya nuestro problema estaría resuelto. Pero el tema del cáncer y el sistema inmune es mucho más complejo. Va mucho más allá de inocular a una persona con células malignas. La estrategia actual para la vacunación contra el cáncer consiste casi siempre en separar las proteínas de las células cancerosas e inmunizar a los pacientes contra ellas, con la esperanza de estimular su sistema inmune para que elimine las células cancerosas.

En una columna previa titulada *El final de la quimioterapia*, comenté el tema de los avances en la inmunoterapia del cáncer. La inmunoterapia no es otra cosa que utilizar el sistema de defensa que todos tenemos y que está enfocado en contra de agentes foráneos como son las bacterias y el propio cáncer. Pero eso es tratamiento y no prevención. Ni para el polio ni para la viruela existe un tratamiento, pero podemos vacunarnos para prevenirlas. ¿Podremos lograr lo mismo con el cáncer?

Las vacunas proporcionan protección en parte a través de la capacidad de nuestro sistema inmune de producir anticuerpos en contra de un organismo infeccioso, o una célula cancerosa. Las células llamadas linfocitos son parte muy importante de ese sistema inmune y pueden también participar directamente atacando a esos adversarios. Cuando se administra una vacuna, se introduce en nuestro cuerpo una cantidad pequeña, debilitada o muerta del agente que deseamos combatir. Esta cantidad pequeña es suficiente para ayudarnos a desarrollar la inmunidad que nos protege de la enfermedad.

Las vacunas contra el cáncer se pueden dividir en dos categorías: las preventivas y las terapéuticas. Las preventivas serían las que se usan para evitar que nos de cáncer, mientras que las terapéuticas se usan para evitar una recaída cuando ya el paciente tiene la enfermedad. Se ha demostrado que dos vacunas preventivas, Gardasil y Cervarix, en contra del virus del papiloma humano (HPV en inglés), ayudan a prevenir el cáncer del cuello de la matriz y también el cáncer de la base de la lengua. Pero esa protección se obtiene indirectamente debido a que esos tumores son causados por el virus HPV. La protección es contra del virus que causa el tumor, no directamente contra el tumor. La vacuna contra la hepatitis B es otra capaz de protegernos contra un virus que puede desembocar en cáncer de hígado. Como no son muchos los tumores producidos por agentes infecciosos, no es posible prevenir la mayoría de los tumores malignos con vacunas.

Con excepción de aquellas dirigidas contra un virus, hasta ahora no existe una vacuna preventiva para el cáncer. En estos se utilizan vacunas terapéuticas para evitar las recaídas. El éxito ha sido limitado. Pero los modelos de animales experimentales nos han enseñado que las vacunas son mucho más exitosas antes que le dé cáncer al animal. Existen cepas de ratones que tienen una predisposición a desarrollar cáncer y en esos animales es donde han sido muy exitosas las vacunas de cáncer preventivas. Una vez les da cáncer, estas vacunas son mucho menos efectivas. Los hallazgos alientan la esperanza de que se pueda reproducir el éxito en humanos en riesgo de desarrollar cáncer, como las personas a las que se les detectan genes mutados. Eventualmente, si la estrategia es exitosa, se podrá extender a todas las personas. Pero los ensayos clínicos oncológicos siempre deben seguir un orden lógico. Primero queremos saber si la vacuna es segura y luego si es efectiva. Por tanto, se empieza a usar en voluntarios con cáncer, en quienes cualquier riesgo de toxicidad se justifica, ya que en ellos el peligro de morir de cáncer es mayor que el de morir de algún efecto secundario de la vacuna.

Salvo las vacunas antivirales ya discutidas, todas las vacunas que se han estudiado en humanos son terapéuticas porque todas las investigaciones se han enfocado en pacientes ya diagnosticados con una malignidad. Ninguna es preventiva. Pero no está lejos el momento en que comenzarán experimentos clínicos utilizando vacunas preventivas contra el cáncer.

Durante mi niñez existía una popular tirilla cómica, la de Dick Tracy, pintoresco detective de quijada cuadrada que obstinadamente perseguía a un delincuente. Dick Tracy hablaba a través de un reloj pulsera que le servía de teléfono. Yo pensaba que era absurdo y que nunca sería posible hablar a través de un reloj. Pero ahora, después de varias décadas, esa imagen dejó de ser ciencia ficción. Se acerca el día en que las vacunas contra el cáncer también salgan del ámbito de la fantasía. Indudablemente tomará menos tiempo que lo que le tomó a Chester Gould, el autor de Dick Tracy, ver su sueño convertido en realidad.

Eso sí: desde ahora les puedo adelantar que no habrá una sola vacuna que proteja de todos los tipos de cáncer. No será tan sencillo como eso.

Columna #48

Mientras más bacterias, mayor salud

Publicada 10 Diciembre 2017

A pesar de haber escrito varias veces acerca de las cinco libras de bacterias que habitan en nuestro intestino, mejor conocidas como flora intestinal, les aseguro que no es porque padezco de coprofilia ni tengo un fetiche con la excreta. Es que, por más que trate, se me hace imposible ignorar este asunto, porque siguen apareciendo descubrimientos cada vez más asombrosos.

En solo un mes se han publicado cuatro artículos fundamentales relacionados con la flora intestinal. De hecho, en la revista *Science* han aparecido tres acerca de la relación de estas bacterias con el cáncer. Que una revista científica de su categoría publique tantos artículos acerca del mismo tema en tanto poco tiempo, no es puro accidente.

Comencemos por discutir el Alzheimer.

Para mí, una de las sorpresas más grandes de este siglo ha sido el descubrimiento de la relación entre las bacterias que residen en el intestino y la función cerebral. Son muchas las teorías acerca de las causas del Alzheimer. Los estudios relacionados con este mal se han enfocado, como es natural, en el cerebro. A nadie se le había ocurrido que en el otro extremo del cuerpo podía residir una explicación. En un reciente artículo publicado en *Scientific Reports*, investigadores de la Universidad de Wisconsin dieron a conocer los resultados del estudio más abarcador y completo acerca de la relación de la flora intestinal con el Alzheimer. Analizaron la excreta de 25 sujetos enfermos y la compararon con la de 25 personas sanas.

En síntesis, lo que encontraron fue que la composición bacteriana del intestino de los pacientes con Alzheimer era muy diferente de la de los sujetos que no lo padecían. La flora intestinal de aquellos con Alzheimer era menos diversa, además de que ciertas bacterias eran más abundantes y otras menos. El asunto de la diversidad es un tema que se repite a través de las varias condiciones que se han asociado con la flora intestinal. Un mayor número de bacterias siempre ha sido un factor favorable en todos los estudios. La excreta de los pacientes de Alzheimer contenía menos bacterias del tipo Bifidobacterium, pero tenía más de otra cepa llamada Bacteroides. Esto nos lleva a la pregunta de que vino primero. ¿El cambio en la flora produjo el Alzheimer, o fue que este último causó el cambio en la flora?

La próxima pregunta es por fuerza la siguiente: **¿qué repercusiones pueden tener estos hallazgos en el manejo del Alzheimer?** En este momento no sabemos si modificarle la flora intestinal a un paciente con este mal puede tener efectos favorables. Es muy probable que esta enfermedad comience muchos años antes del diagnóstico y que ya para el momento en que se declara el padecimiento, es muy tarde para actuar sobre la flora y pretender que el daño cerebral revierta. Sin embargo, quizás el estudio de la diversidad y composición de la flora intestinal en personas jóvenes pueda identificar sujetos propensos a desarrollar Alzheimer mucho antes del diagnóstico, cuando todavía hay oportunidad de actuar.

Pasemos ahora al tema del cáncer, donde la evidencia es

más concluyente y abundante. Sabemos que el sistema inmune controla las infecciones y también es capaz de combatir el cáncer. Pero algunos tumores han aprendido a evadir nuestras defensas por medio de una proteína que producen que lleva el nombre de PDL-1 y que frena nuestro sistema inmune. Las nuevas drogas de inmunoterapia, conocidas como inhibidores de PD-1, lo que hacen es que remueven este freno. No obstante, menos de la mitad de los pacientes en general responden a la inmunoterapia. ¿A qué se debe que algunos no respondan?

Mencioné en una de mis columnas los experimentos en animales que determinaron que ratones con ciertas bacterias en el intestino, y con una buena diversidad de la flora intestinal, responden mucho mejor a estas nuevas drogas de inmunoterapia. El problema es que los humanos no somos iguales a los ratones y, por tanto, no todo lo que funciona bien en animales nos funciona a nosotros. En el momento en que escribí esa columna no existían datos en humanos para corroborar esos hallazgos. Pero científicos de dos prestigiosas instituciones, el MD Anderson en Houston y el Instituto Gustav Roussy en Francia, llegaron a conclusiones similares mediante estudios independientes que incluyeron a 361 pacientes con cáncer: la flora intestinal humana es crítica para determinar la respuesta antitumoral a estas drogas.

El hallazgo más importante fue que mientras mayor la diversidad de la flora intestinal, mejor respondían los pacientes a la inmunoterapia. Además, lograron identificar una bacteria llamada A. muciniphila, que cuando estaba presente, mejoraba la respuesta a la inmunoterapia.

Luego se preguntaron qué pasaría si se les trasplantaban las heces fecales de humanos, tanto con resistencia como con sensibilidad a la inmunoterapia, a ratones criados libres de bacterias. Sorprendentemente, los ratones que recibieron heces fecales provenientes de pacientes resistentes a la inmunoterapia demostraron esa misma resistencia a la cura, mientras que los que recibieron heces de pacientes sensibles a la inmunoterapia, respondieron bien al tratamiento. Esto prueba que la relación entre la flora intestinal y la respuesta a la inmunoterapia no es mera casualidad.

Pero en mi opinión, el hallazgo más preocupante e incómodo fue la observación en el estudio de MD Anderson, de que los pacientes que estaban tomando antibióticos durante el tratamiento con inmunoterapia, no respondieron bien. La explicación lógica es que los antibióticos cambiaron la flora intestinal, ya sea reduciendo la diversidad o matando alguna de las bacterias favorables. Esto levanta una bandera roja que nos debe alertar acerca del uso indiscriminado de antibióticos, especialmente en pacientes que reciben estos tratamientos modernos.

Nadie tenga la impresión de que todas las bacterias intestinales son buenas. Otro estudio, esta vez proveniente de la Universidad de Harvard, identificó una relación estricta entre la presencia de la bacteria Fusobacterium nucleatum y el cáncer de colon. Estudios anteriores habían demostrado que esta bacteria juega un papel en la génesis del cáncer colorrectal en ratones. En el artículo de Harvard estudiaron especímenes de cáncer de colon proveniente de humanos, y encontraron que esta bacteria estaba presente no solo en la mayoría de esos tumores, sino también en las metástasis al hígado. La trama se torna más interesante cuando identifican que aquellos pacientes con una carga alta de esta bacteria sobrevivieron menos tiempo que los demás.

El clímax de esa historia acontece cuando los investigadores deciden estudiar si el cáncer de colon se puede tratar con antibióticos. Con este propósito, le administraron un antibiótico llamado Metronidazol a ratones a los cuales se les trasplantaron células de cáncer de colon humano infectadas con Fusobacterium. Los investigadores observaron que los tumores se redujeron significativamente en tamaño comparado con ratones similares que no recibieron el antibiótico. El problema es que el uso de antibióticos puede ser perjudicial, porque no solo mata al Fusobacterium, sino que también cambia la composición de la flora intestinal. Quizás un tratamiento exclusivamente dirigido a Fusobacterium, que no elimine las bacterias buenas, podría ser todavía más eficaz.

Consistentemente, las investigaciones científicas han señalado que una pobre diversidad de la flora intestinal se asocia con muchas enfermedades que hasta hace poco no se sospechaba que podían estar ligadas a nuestro intestino. De igual forma, se ha encontrado que muchos padecimientos se asocian con la presencia o ausencia de algunas bacterias. ¿Será posible que en un futuro podamos tratar el cáncer de colon con algún antibiótico, y que hasta el Alzheimer se pueda prevenir con probióticos? Esperemos una respuesta en un porvenir no muy remoto.

Columna #49

El médico más hábil del mundo

Publicada 7 enero 2018

"Watson fue a la escuela de medicina después de ganar Jeopardy", dijo orgullosamente su padre adoptivo Andrew McAfee. "Estoy convencido de que, si no es el mejor médico del mundo, lo será pronto".

El padre piensa que su hijo "es genial, conoce mucha más información que ningún otro médico y sus decisiones están todas basadas en evidencia y libres de prejuicios. También es capaz de generar hipótesis y evaluar la sensatez de esas hipótesis". En 2013, el joven Dr. Watson comenzó su adiestramiento en la especialidad de oncología en el prestigioso Centro de Cáncer de MD Anderson en Houston.

Los científicos de IBM continúan entrenando al Dr. Watson, una supercomputadora, para aplicar su conocimiento en la toma de decisiones médicas. El Dr. Watson lo sabe todo y nunca pasa por alto ni olvida nada. Los humanos no pueden retener tanta información en su cabeza, o mantenerla al día. Dr. Watson siempre está disponible y nunca está cansado, enfermo, nervioso, ni de mal humor, ni tampoco tiene prisa. No conoce la arrogancia, ni se molesta si le cuestionan un diagnóstico o le piden una segunda opinión.

A la misma vez que es especialista en oncología, también lo pudiera ser en un futuro en neurología, cardiología, reumatología y todas las especialidades de medicina interna. Va a ser muy costoso terminar de entrenar al Dr. Watson, pero una vez que esté en funcionamiento, el costo de hacer un diagnóstico y diseñar un tratamiento será esencialmente cero, a menos que ordene pruebas de laboratorio o rayos X. Si una persona tiene acceso a una computadora o teléfono móvil, Dr. Watson estará disponible para ellos en cualquier parte del mundo.

¿Cómo funciona Watson? Primero, el médico humano le describe los síntomas y otros hallazgos en el historial y el examen físico. El robot puede identificar las piezas clave de información y extraer los datos del paciente para encontrar detalles relevantes sobre el historial familiar, los medicamentos actuales y otras afecciones existentes. Combina esta información con los hallazgos actuales de las pruebas, y luego elabora un diagnóstico y un tratamiento basados en fuentes de datos como directrices ya establecidaas por médicos humanos, datos de registros médicos electrónicos y notas de médicos y enfermeras, así como publicaciones científicas revisadas por pares. Watson puede proporcionar opciones de tratamiento y emitir un nivel de confianza o seguridad para cada una de sus recomendaciones.

Se supone que hasta un 5% de adultos de EE.UU. es diagnosticado erróneamente por sus médicos cada año. Esa es una de las razones por las que IBM ha estado entrenando al Dr. Watson para desempeñarse mejor que un médico humano. Watson ha "leído" docenas de libros de texto, todos de PubMed y Medline (dos bases de datos masivas de publicaciones médicas), y miles de expedientes de pacientes de los hospitales de cáncer MD Anderson y Memorial Sloan Kettering. En conjunto, "Watson ha analizado 605,000 piezas de evidencia médica, dos millones de páginas de texto, 25,000 expedientes médicos, y 14,700 horas de médicos humanos ajustando su precisión", informó la revista Forbes en 2013. Y se está volviendo "más inteligente" cada año.

No obstante, no siempre su camino ha sido de color de rosa. Pocos años después de comenzar, lo despidieron de su programa de adiestramiento en oncología en MD Anderson (pero inmediatamente lo aceptaron en otro prestigioso Centro, el Memorial Sloan-Kettering de Nueva York, y acaba de graduarse). El despido fue motivado por un problema con una administradora. No, no por un lío de faldas. Watson es asexual, y por tanto, no es capaz de enamorarse ni de hostigar sexualmente a nadie, lo que es muy importante hoy día.

Luego de terminar su especialidad en Memorial Sloan Kettering, ya Watson se encuentra practicando la oncología, y su jefe dice que ya es significativamente mejor que los médicos humanos manejando cáncer de pulmón. Pero *The Wall Street Journal* informó a principios de este año que actualmente "solo un puñado de clientes está usando Watson en sus actividades diarias", y está lejos de desempeñarse en el nivel que debería. Watson aún no puede aprovechar toda la información que ha absorbido, por lo que tiene mucho camino por recorrer.

"¡Si el Dr. Watson llega a ser tan bueno en hacer diagnósticos como lo hizo en el juego de televisión Jeopardy, lo quiero como mi médico!", escribió su padre en 2011.

¡Pues yo personalmente no lo quisiera como mi médico! En realidad, Dr. Watson será una gran ayuda para los humanos a medida que la medicina se complica cada vez más, pero dudo mucho que sustituya a los médicos de carne y hueso. En MD Anderson su promedio al bate era un 90%. Fantástico para un jugador de béisbol, pero si vamos a poner toda nuestra confianza en el robot, 90% no es suficientemente bueno. Recordemos que 95% es el promedio de bateo de un buen médico. Watson podría servir como un buen bateador emergente en caso de que el médico primario no dé pie con bola, pero no funcionará como el gerente del equipo ni como el cuarto bate.

Hay situaciones donde las computadoras se usan rutinariamente en maniobras importantes y delicadas, pero no han logrado sustituir a los humanos. Tomemos el ejemplo de un avión comercial. El despegue y el aterrizaje se hacen con la ayuda de instrumentos, pero siempre con un piloto y copiloto controlando todo. Después de alcanzar cierta altura y cuando ya la trayectoria es recta, la torre de control aprueba el uso del piloto automático. Les pregunto a ustedes si se sentirían cómodos en confiar todo su viaje desde el despegue hasta el aterrizaje a una computadora sin supervisión humana. De la misma forma, ¿estarían ustedes dispuestos a poner su salud exclusivamente en manos de una computadora?

Las computadoras no desplazarán los especialistas en las ramas de medicina interna y mucho menos a los de la rama quirúrgica porque no están entrenadas en cirugía, ni obstetricia-ginecología, ni ortopedia o urología.

Detrás de todas estas preocupaciones, existe una ventaja para los médicos: cuando se equivoque Dr. Watson, ¿demandarán por impericia a su fabricante antes que a los médicos? Como diría Sherlock Holmes: "Elementary, my dear Watson."

Columna #50

¿Una infección venérea contra el dengue?

Publicada 18 marzo 2018

Antes de hablarles de la intrigante y curiosa historia de la bacteria Wolbachia, permítanme darles una breve idea del problema del dengue en Puerto Rico. Este virus se propaga por un mosquito llamado Aedes aegypti, que también transmite el zika y el chikungunya. Pero ya las epidemias de estas dos enfermedades han desaparecido en la isla debido a que una gran parte de nosotros hemos estado expuestos, y por tanto somos inmunes a estos dos virus. Sin embargo, el dengue sigue siendo un problema, aunque es cierto que ha mermado algo, quizás porque la población de mosquitos ha disminuido después de María, según ha dicho la epidemióloga del estado.

No obstante, en poco tiempo se espera que los mosquitos se recuperen y el problema vuelva. La Organización Mundial de la Salud ha clasificado el dengue como la más seria enfermedad viral transmitida por mosquitos. Un enfermo con dengue corre peligro de morir. Hay una variante de dengue llamado hemorrágico, en que las plaquetas pueden bajar drásticamente hasta causar hemorragias, y en otros casos ocurre un estado de "shock" provocándole la muerte al enfermo.

Hasta ahora los esfuerzos para controlar estos virus han consistido en exhortar a la comunidad a evitar la acumulación de agua, que es donde se reproducen los mosquitos. También se está ensayando con vacunas. El uso de insecticidas y repelentes puede ayudar, pero lo cierto es que ninguno de estos esfuerzos ha sido exitoso en eliminar los brotes.

En 1996, un científico australiano, Scott O'Neill, "thinking outside the box", como dicen en inglés, tuvo una idea brillante y absolutamente novel. Hace años se conoce de una bacteria de nombre Wolbachia, que infecta a los insectos en la naturaleza. Wolbachia se encuentra en el 60% de todas las especies de insectos, pero no los mata. De hecho, en la mayoría de los casos los ayuda y, por tanto, estrictamente hablando, le llamamos simbiosis en vez de infección. Es similar a lo que ocurre con la flora intestinal humana, donde las bacterias nos ayudan de varias formas. Curiosamente, Wolbachia es una "infección venérea" de los insectos, ya que se trasmite cuando estos se unen para reproducirse. El macho infectado le pasa la bacteria a la hembra durante el acto sexual y a la inversa.

A pesar de que Wolbachia habita dentro de la mayoría de las especies de insectos, incluyendo mosquitos, por alguna razón había olvidado al Aedes aegypti. O'Neill llevaba décadas inoculando mosquitos con Wolbachia, y un buen día se enteró de que esta bacteria interfiere con el virus del dengue, no permitiéndole reproducirse dentro del mosquito. ¿Cómo interfiere? Pues compitiendo dentro del insecto con el virus del dengue por los nutrientes. Lo mismo ocurre con los virus de chikungunya y zika.

¡Eureka! A O'Neill se le prendió la bombilla. Se le ocurrió que, para controlar el dengue, en vez de eliminar los mosquitos, pudiera ser más eficaz propagarlos y soltarlos en la comunidad luego de inocularlos con Wolbachia, para que esta bacteria contagie a todos los demás mosquitos así confiriéndoles resistencia a ese virus. Una vez infectados, el dengue no logra multiplicarse dentro de los mosquitos y por ende se evita la transmisión a las personas. Esto no requiere ningún esfuerzo humano, ni requiere matar a los mosquitos, ni evitar que nos piquen. Sencillamente los mosquitos, por medio de su actividad sexual, se encargarían ellos mismos de infectarse con Wolbachia y se responsabilizarían de eliminar el problema del dengue. Es como jugarle una treta maliciosa al dengue, mucho más sucia que la que nos juega el dengue a los humanos.

Claro que antes de hacer esto era importante asegurarse que la bacteria Wolbachia fuera segura para los humanos, los animales y también para el medio ambiente. Y por fortuna, así lo fue. Se realizaron evaluaciones de riesgo en Australia después de la liberación de mosquitos con Wolbachia, y se encontró que el riesgo era insignificante. No se detectó problema alguno.

Con esta información, el doctor O'Neill y colaboradores en Australia acudieron a dos comunidades, y les presentó el proyecto. Después de pensarlo bien, las comunidades decidieron que valía la pena conducir el experimento. En una mañana de enero del 2011, soltaron miles de mosquitos infectados con Wolbachia en los suburbios australianos de Yorkeys Knob y Gordonvale. En las siguientes semanas se estudió la propagación de esta bacteria entre los mosquitos locales y el experimento fue un éxito: todos los mosquitos, después de varias semanas, ya eran portadores de la bacteria, pero aún más importante, la enfermedad del dengue despareció en ambas comunidades.

¿Cuál es el estatus de estos experimentos fuera de Australia?

El programa está operando exitosamente en once países incluyendo Australia, Brasil, Colombia, Indonesia, Sri Lanka, India, Vietnam, Kiribati, Fiji, Vanuatu y Nueva Caledonia. ¿Y en los Estados Unidos? Es inexplicable que desde 2016 en los Cayos de Florida estén usando otra estrategia, inoculando solo mosquitos masculinos con Wolbachia, lo cual causa que los huevos de las hembras sean estériles, reduciendo el número de mosquitos. Ese método es más laborioso, más caro y menos efectivo. Y sus resultados por el momento se desconocen. ¿Y Puerto Rico? Buena pregunta.

El monitoreo a largo plazo muestra que la inoculación de mosquitos hembras con Wolbachia es autosostenible hasta siete años después de que se sueltan los mosquitos, y no necesita ser continuamente reaplicado. Este método reduce la capacidad de esos insectos para transmitir el dengue, el zika, el chikungunya y la fiebre amarilla, sin suprimir las poblaciones de mosquitos y sin afectar los ecosistemas.

¿Y el costo? Pues muchísimo menos que los $16.9 millones que totalizó el contrato para las cartulinas infantiles de valores cívicos de Julia Keleher con sus jirafas, leones, camellos, elefantes y osos. ¿Qué si es más útil que ese librito? El método Wolbachia, no solo salva vidas, sino que le ahorraría al país y a la economía muchos días de ausentismo, además de reducir el uso de insecticidas tóxicos. Cuesta solo $1 por persona, lo que en Puerto Rico equivale a $3.32 millones, y su eficacia está comprobada.

¿Por qué no se ha popularizado todavía más este método? El Programa Mundial del Mosquito es la entidad que lo maneja en los países solicitantes. Es una organización sin fines de tumbe, perdón… sin fines de lucro. ¿Será eso que lo hace menos interesante?

Espero que los escrúpulos absurdos de la ultraderecha fundamentalista religiosa no los lleve ahora a exigir castidad a los mosquitos como método de controlar el dengue. Sepan que los mosquitos no son nada promiscuos, ni tampoco muy libidinosos. La hembra usualmente se junta con el mosquito macho una vez en su vida para reproducirse... y el pobrecito muere tres días después sin siquiera haber tenido el gusto de picar a nadie, porque solo la hembra es capaz de hacerlo. Por lo visto, el machismo no es parte de la cultura de los mosquitos. Todo lo contrario ¿En qué etapa de la evolución adquirimos los hombres la mala costumbre del machismo?

Espero también que los extremistas del "culto pro todo natural y anti todo artificial" no se opongan a este método. Después de todo, ¿existe algo más natural que las bacterias, los mosquitos y el acto sexual?

Columna #51

Un "puertorriqueño" llamado Severo Ochoa

Publicada 1 enero 2017

Nada de lo que hoy conocemos acerca de la clave genética y su aplicación al entendimiento del cáncer, sería posible sin las contribuciones científicas de un individuo concebido en Puerto Rico y nacido en Asturias en 1905, una de las figuras vitales para la ciencia médica: Severo Ochoa de Albornoz. Sus progenitores vivían en Puerto Rico, donde su padre, también de nombre Severo Ochoa, fue Presidente de la Junta de Directores del Hospital Auxilio Mutuo de 1903 a 1906, y propietario original del todavía existente Edificio Ochoa, cerca de los muelles en el Viejo San Juan. Este es uno de los pocos recuerdos que nos queda de este exitoso hombre de negocios. La madre de Severo Ochoa de Albornoz, Carmen de Albornoz, quedó encinta viviendo en Puerto Rico. Decide regresar a España y en Asturias, en el pueblo de Luarca, dio a luz a un futuro Premio Nobel de Medicina. Siempre me he planteado cual hubiese sido el destino de Severo si hubiese nacido y se hubiese criado en Puerto Rico.

Severo Ochoa estudió en España donde tuvo como compañeros de residencia nada menos que a Federico García Lorca, Luis Buñuel y Salvador Dalí. Abiertamente socialista, antifascista y tenazmente opuesto a la dictadura de Franco, al estallar la guerra civil tuvo que marcharse a Alemania para seguir sus investigaciones en el laboratorio del doctor Meyerhorf, premio Nobel de Medicina. Poco tiempo después, Severo tuvo que huir una vez más, en esta ocasión de Alemania, porque su mentor, judío alemán, también huyó de la persecución fascista. De ahí en adelante, en los Estados Unidos, forjó su carrera y ganó el premio Nobel en 1959. A pesar de que a sus 42 años ya había sido seleccionado como uno de los cuatro científicos más importantes de Estados Unidos, y que a los 54 años había ganado el premio Nobel, siguió siendo un hombre sencillo. Sus otras pasiones también compartidas y fomentadas por su esposa Carmen eran el arte, el teatro, la música clásica, la literatura y la buena mesa. La vida de Severo puede servir de ejemplo para científicos jóvenes.

Mejor nombre no le cabía a Severo. Riguroso para la ciencia, inflexible en su búsqueda del conocimiento de los fenómenos naturales, la bioquímica no solo fue su trabajo sino su pasión y *hobby*. Inmerso totalmente en sus experimentos, a él no le preocupaba mucho la estabilidad financiera. No fue hasta que cumplió 40 años que consiguió un trabajo fijo.

El cáncer es primordialmente una enfermedad causada por una avería o mutación del ADN celular. Severo descubrió que el ADN produce ARN por medio de una enzima llamada PNPasa (no es broma). Este proceso es esencial para que después el ARN produzca proteínas. Si la proteína es anormal por causa del ADN mutado, entonces se desarrolla un cáncer. La síntesis del ARN es lo que le obtiene el Premio Nobel de Medicina, el cual compartió con su discípulo Arthur Kornberg. En 1968 muchos pensaban que a Severo le otorgarían un segundo Premio Nobel por su extraordinario trabajo en la síntesis de proteínas, pero no fue así y se lo concedieron a otros tres científicos.

Tan severo era Severo consigo mismo que de joven se propuso aprender inglés en dos meses con el fin de publicar un trabajo científico en la prestigiosa revista norteamericana *Journal of Biological Chemistry*. El trabajo lo aceptaron con revisiones mínimas, lo cual es excepcional para trabajos científicos, ya que la gran mayoría de las veces los revisores piden cambios extensos.

Mientras trabajaba en Nueva York, le concedieron la ciudadanía estadounidense, conservando su ciudadanía española y nunca renunciando a su amor por España, país que visitaba una vez al año de vacaciones. Él tenía interés en regresar a trabajar a su patria, pero al proponerse su nombre para dirigir el Centro de Biología Molecular, el entonces Presidente español Carrero Blanco dictaminó: "No procede el nombramiento porque Ochoa es masón", razonamiento absurdo y además incorrecto. Sin embargo, dado el prestigio de su Premio Nobel, el mismo Generalísimo Francisco Franco avaló el nombramiento y el gobierno le construyó el Centro de Biología Molecular Severo Ochoa, pero disgustado con la mezquindad y conflictos que enfrentó en esa ocasión, se marchó a Estados Unidos nuevamente. Franco muere en 1974, y Severo regresa a trabajar en 1977 en el Centro que ya llevaba su nombre y allí sirvió como punto de referencia formando bajo su tutela varios científicos españoles importantes.

Pero antes de lograr el galardón Nobel, dicen que Severo le faltó a su primer nombre cuando conoció una diva llamada Sara Montiel, en aquel momento destacada cupletista. Severo siempre mantuvo su severidad en la ciencia, pero según cuentan, no le fue posible mantener ese rigor ante un monumento tan espectacular como lo era la voluptuosa estrella. Severo tenía 46 años y ella 23. Estaba casado con

Carmen García Cobián, asturiana como él. Unos 60 años después, Sara reveló sus secretos en detalle a Israel Rolón, profesor puertorriqueño de la Universidad de Cincinnati, quien ha estudiado este aspecto de su vida.

El actual presidente de la Junta de Síndicos del Hospital Auxilio Mutuo, Enrique Fierres, asturiano como Severo, tuvo una gran amistad con él y llegó a conocerle muy de cerca. Comenta Fierres que Severo no era un hombre de fe cristiana, de hecho, era agnóstico. Sin embargo, en una ocasión que coincidieron en Asturias, Severo le pidió entrar a la iglesia del pueblo de Luarca. Sabiendo que Severo no era creyente, Fierres le preguntó por qué. Severo le respondió que su esposa, quien ya había muerto, era muy religiosa y acudía a esa iglesia con frecuencia, y allí se sentía en mayor comunicación con ella. Asegura Fierres que los comentarios de Sara Montiel son falsos y respondían a un interés en atraer prensa.

Severo Ochoa marcó un hito en la historia de la ciencia. Murió en España el 1 de noviembre del 1993, y su legado ha permitido que hoy podamos entender el cáncer al nivel molecular y desarrollar nuevas estrategias terapéuticas.

Él mismo redactó la inscripción para su lápida: "Aquí yacen los restos de Carmen y Severo Ochoa, unidos en la vida por el amor y eternamente unidos por la muerte". Sara Montiel murió 20 años después. Antes de morir también Severo nos dejó un pensamiento fascinante: "La vida es explicable casi, si no en su totalidad, en términos químicos. El amor es física y química".

Columna #52

Píldoras de vino y bistecs de probeta

Publicada 27 mayo 2018

Aquella conversación con Alejandro Fernández todavía permanece grabada en mi memoria.

Alejandro es dueño de la bodega Tinto Pesquera, y responsable de haber colocado en el mapa del vino a la región de Ribera del Duero, que ahora es la más destacada demarcación vinícola española. Claro, antes de Alejandro ya existía en Ribera del Duero la prestigiosa bodega Vega Sicilia. Pero debido al precio exorbitante de esa marca, la gran mayoría de los aficionados al vino nunca había oído hablar de esa región antes de 1975, cuando Alejandro hizo su debut como productor.

Por razones que no vienen al caso, en una época yo viajaba a España al menos dos veces por año, y cuando me era posible intentaba visitar a Alejandro para disfrutar de su última cosecha y de su muy amena conversación. Fue en una de esas visitas, a principios de la década de 1980, y después de unas copas, que surgió el tema del vino y la salud. Convencido a fondo de las virtudes del vino, me narró una curiosa anécdota acerca de un brote de cólera que mucho tiempo atrás había arrasado con una villa cercana. Según Alejandro, ninguno de los ciudadanos que tomaba vino murió en esa epidemia.

No me creí del todo aquella historia, pero con el pasar de los años, el tema del vino y la salud ha ganado mucha prominencia. Y quizás podamos atribuirle al vino el hecho de que

Alejandro, cuyo desayuno incluye al menos par de copas de sus propios caldos, a sus 85 años no se ha jubilado, y sigue increíblemente intenso y brioso.

A finales de los 80 se introdujo el término "paradoja francesa", que define la contradictoria observación de que los franceses tienen una baja incidencia de enfermedad coronaria, a pesar de que consumen una dieta rica en grasas saturadas. Este fenómeno se le ha atribuido en principio al hecho que los franceses consumen vino tinto con frecuencia.

Pero, por otro lado, hace ya décadas se descubrió que el alcohol en dosis altas es un cancerígeno, estando asociado con una incidencia más alta de cáncer de hígado, cavidad oral, esófago, colon y mama. No obstante, se está dilucidando otra paradoja en relación con el vino y el cáncer. Veamos.

En una investigación proveniente del Meharry Medical College, en Tennessee, se estudiaron 960 casos de linfomas no-Hodgkin, un tipo de cáncer del sistema linfático, comparándolos con un grupo de personas sin linfoma. El riesgo de desarrollar linfoma fue menos de la mitad para los bebedores de vino que empezaron a consumirlo a partir de los 16 años, y que consumían al menos una copa al día. Sin embargo, para los bebedores de cerveza u otras bebidas alcohólicas, no se observó una disminución del riesgo de desarrollar linfoma. En otro sorprendente estudio proveniente de la Universidad de Yale, se determinó que aquellos pacientes que ya tenían linfoma no-Hodgkin de tipo agresivo, y que consumían cualquier bebida alcohólica, tenían una mortalidad más alta al compararse con los que no bebían alcohol. Naturalmente, esto debe preocuparnos.

Pero los hallazgos fueron todavía más interesantes porque los que eran bebedores de vino, tenían una mortalidad mucho menos de la mitad frente a aquellos que no consumían alcohol. Además, la mortalidad más alta se observó en los que tomaban otros tipos de licor que no fuera vino.

Algo similar se ha observado en varios estudios de cáncer de colon y mama, donde se identificó una mejor supervivencia en pacientes que consumían vino, pero con moderación. En personas no fumadoras que toman vino, también se observó una disminución del riesgo de adquirir cáncer de pulmón.

El vino tinto, no así el blanco, contiene gran cantidad de polifenoles, sustancias que nos protegen de la enfermedad coronaria y de varios tipos de cáncer. Además se ha demostrado que nos cambia la flora intestinal, promoviendo las bacterias beneficiosas. Pero algunos piensan que su efecto protector cardiovascular y anticanceroso es atribuible al resveratrol, una sustancia presente en la piel de las uvas rojas. Además de su protección al sistema cardiovascular, múltiples estudios experimentales han determinado que el resveratrol interfiere con los procesos de carcinogénesis, que incluyen la iniciación, promoción y progresión del tumor. También se ha demostrado que esta sustancia suprime las metástasis. Por esa razón se han preparado píldoras de resveratrol que podían ser útiles para la prevención del cáncer. Pero todos esos datos se limitan a estudios con animales. Hasta ahora, en seres humanos no se ha comprobado que el resveratrol disminuya la incidencia o la mortalidad de ningún tipo de cáncer.

Es mi opinión que el vino se hizo para acompañar las comidas. Pienso que si se desean los efectos protectores, se debe disfrutar del vino tinto, y no de las píldoras insípidas de resveratrol. Si disfrutamos el vino con la comida y a la misma vez disminuimos el riesgo de cáncer, pues bienvenido sea ese efecto, pero no inundemos el mercado con píldoras inútiles, y tampoco deformemos ni desvirtuemos la maravilla y magia del vino.

Encima de este intento de convertir el vino en una píldora médica, ahora también, para colmo de males, los científicos han descubierto como clonar células de vacas, pollos y cerdos para así producir su carne en probetas de laboratorio. Quizás me equivoque, porque nunca he probado un muslo de pollo ni un bistec clonado en probetas de laboratorio, pero sospecho que no deben ser muy suculentos….y que conste que no soy de ese culto cuasi religioso "pro todo lo natural", ni tampoco soy enemigo de todo lo artificial.

Personalmente, me rehúso a recetar esas tristes píldoras de vino, y les recomiendo a mis pacientes que si de vez en cuando se comen un sabroso bistec, lo acompañen con un buen vino tinto. Lo disfrutarán más y les sentará mejor a las coronarias. Y no se sientan olvidados los vegetarianos. Existe un gran maridaje: un robusto vino tinto con Moussaka vegetariana, que consiste de una cazuela con papas, pimientos, berenjenas, champiñones con especias cubierto con yogurt y salsa bechamel.

Todo esto me recuerda una historia que me contó un amigo:

> Recientemente mi doctor me dijo que estaba bastante bien para mi edad. Le pregunté: ¿Cree que viviré hasta los 80 años? Él me respondió: ¿bebes

> vino? Respondí: no, eso es malo para la salud. Acto seguido, me preguntó: ¿comes filetes o costillas a la parrilla? No....la carne roja es muy poco saludable. Me miró de nuevo y me dijo: Entonces, ¿para qué demonios quieres vivir hasta los 80?

La moderación es la palabra clave. Y recuerden que el vino es un producto muy democrático. Su efecto favorable en la salud es igual, lo mismo si es un vino barato, de diez dólares, que un Vega Sicilia de $300. ¡Salud!

Columna #53

La convención de ¿ASCO?

Publicada 10 junio 2018

El nombre alude a la repulsión, pero ha sido todo lo contrario: placer, interés y orgullo.

En 1964, seis médicos estadounidenses se reunieron y decidieron fundar una organización científica con el propósito de propulsar la investigación en oncología. El resultado fue la "American Society of Clinical Oncology", con unas siglas en inglés bastante desafortunadas: ASCO.

Desde luego que ninguno de los miembros fundadores hablaba español. No obstante, el nombre pegó, y hoy día la ASCO es la sociedad más grande e importante de oncología. La reunión de este año atrajo 40,000 oncólogos de los cuales la mitad eran europeos, latinoamericanos y asiáticos. Se ha convertido en una sociedad internacional (ISCO) pero sigue llamándose ASCO.

Cada año, en la convención del ASCO, se presentan miles de trabajos científicos provenientes de todo el mundo. El tema central esta vez fue la medicina con precisión, y es imposible resumir en una columna cinco días de interesantes conferencias, pero hay dos que sin duda debo resaltar.

Empecemos por el cáncer de mama, el tumor más común en las mujeres. Existen diferentes tipos y presentaciones del cáncer de seno, pero lo usual es que sean localizados. Hace años que se viene usando quimioterapia llamada adyuvante para disminuir el riesgo de una recaída después de la cirugía. La radioterapia y la terapia hormonal también son parte de la fórmula terapéutica en determinados casos. Pero la parte más difícil para las pacientes es tener que recibir seis tandas de quimioterapia adyuvante.

Hace ya más de una década se diseñó una prueba de laboratorio que identifica un panel de 21 genes que se expresan o no en el cáncer de seno. Estos genes determinan si la quimioterapia es necesaria como adyuvante después de la cirugía. Las pacientes se dividen en tres grupos: aquellas cuyo resultado tiene una puntuación de 0-10; las que tienen 11-25 puntos, y finalmente las que arrojan una puntuación de más de 25. Ya se había determinado que el grupo más favorable es el que tiene 0-10 puntos y no necesita quimioterapia. También habíamos aprendido que en el grupo desfavorable, el de más de 25 puntos, la quimioterapia es imprescindible. El problema radicaba en el grupo intermedio, de 11-25 puntos, en el cual no quedaba claro si era necesaria o innecesaria la quimioterapia. Resolver esa duda era muy importante, porque en esa categoría intermedia está el 67% de las pacientes.

En la convención anual del ASCO, que acaba de concluir, se presentó un estudio trascendental, cuyos resultados esperábamos hace años. El estudio estaba diseñado para resolver la duda de cómo tratar al grupo intermedio de mujeres. A la mitad de las pacientes, se les administró quimioterapia, y a la otra mitad no. El resultado fue que la quimioterapia no ayudó a este grupo. Sin embargo, cuando se examinaron los datos con más detalle, se llegó a la conclusión de que las mujeres premenopáusicas, que tenían una puntuación intermedia, pero en el rango superior intermedio, sí se beneficiaron de la quimioterapia adyuvante.

Este estudio monumental de 10,253 mujeres, representa un gran avance, ya que anualmente alrededor de 900 puertorriqueñas y 70,000 estadounidenses, que antes pensábamos necesitaban quimioterapia, hoy día se pueden librar de ella. La cara negativa de la moneda es que, hasta este momento, le hemos dado quimioterapia innecesariamente a miles de pacientes, pero en aquel entonces buscábamos asegurarnos de que el cáncer no volviera. Naturalmente, habrá una tercera interpretación: la de aquellos que dicen que la quimioterapia no ayuda a nadie, y que para qué perder el tiempo estudiándola. Sin embargo, lo grandioso de este estudio es que hemos aprendido a determinar con precisión cuáles son las mujeres que sí necesitan quimioterapia, y cuáles no. La mayor parte, casi dos terceras partes, no la necesitan… y este avance no se hizo por inspiración divina, sino por décadas de ardua investigación.

El segundo estudio que provocó gran entusiasmo en la convención, se relaciona con la disciplina de inmunoterapia, tema que he discutido en estos escritos, pero que sigue evolucionando a grandes pasos.

Hace ya unos años se descubrieron dos diferentes proteínas en la superficie de algunos tumores; proteínas que son capaces de "apagar" o inactivar los linfocitos, unas células de nuestro sistema inmune. Otro tipo de célula del sistema inmune que atacan y se comen los tumores, son los llamados macrófagos. En ASCO 2018 se presentó un trabajo fascinante acerca de una proteína recién descubierta, que se encuentra comúnmente en la superficie de los tumores, y cuyo rol es enviar una señal de "no me comas" a los macrófagos que deben combatirlos. Es otra forma en que el tumor se defiende del ataque del sistema inmune.

Lógicamente, enseguida un científico de la industria farmacéutica se dio a la tarea de fabricar un anticuerpo que pudiera actuar en contra de esa proteína que impide que nuestro sistema inmune se defienda, o "se coma" los tumores.

Donde primero se está investigado el fármaco es en cáncer de colon, en leucemia mieloide aguda y en linfomas no-Hodgkin. El primer estudio en salir a la luz pública se presentó en una de las sesiones de linfoma de ASCO. En él se estudiaron 22 casos de linfomas que habían ya fallado múltiples veces a tratamientos previos. De esos 22, 15 tenían linfomas agresivos, y los otros 7 linfomas menos agresivos. De los agresivos, 40% respondieron, y, de los otros, el 71%. Solo uno de los que respondió ha recaído. Estos resultados, aunque preliminares, son muy prometedores, pero tendrán que reforzarse con un estudio más amplio, que incluya un mayor número de pacientes. Si estos datos se comprueban, representaría otro gran triunfo para la inmunoterapia, al igual que para la medicina con precisión, que fue el tema central seleccionado para esta convención.

Queda claro también que la investigación en el campo de la oncología no está destinada a descubrir y comercializar más drogas de quimioterapia con gran toxicidad, sino lo contrario, con menos efectos secundarios y con más precisión. Y además debe quedar claro que nuestra intención como oncólogos es usar la quimioterapia cada vez menos. Estamos alcanzando la cima de la investigación oncológica, y sin duda seguiremos cosechando más frutos en un futuro bastante cercano… pero me causa terror pensar cuánto nos cobrarán por estas drogas modernas. El costo promedio actual por drogas nuevas para el cáncer es de $160,000 por un tratamiento entero y si el tratamiento dura más de un año, puede ser todavía más.

¿Podemos seguir pagando esos precios? La humanidad tiene la respuesta.

Índice de términos